MÉMOIRE

SUR LES

AFFECTIONS SYPHILITIQUES

PRÉCOCES

DU SYSTÈME OSSEUX

PAR

CHARLES MAURIAC

Médecin de l'hôpital du Midi, Chevalier de la Légion d'honneur, etc.

PARIS

ADRIEN DELAHAYE, LIBRAIRE-ÉDITEUR

PLACE DE L'ÉCOLE-DE-MÉDECINE

1872

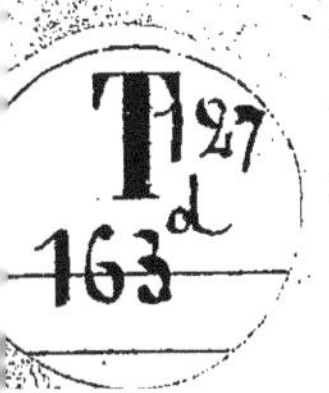

MÉMOIRE

SUR LES

AFFECTIONS SYPHILITIQUES

PRÉCOCES

DU SYSTÈME OSSEUX

OUVRAGES DU MÊME AUTEUR

Essai sur les maladies du cœur : De la mort subite dans l'insuffisance des valvules sigmoïdes de l'aorte : 1861. Leclerc, libraire-éditeur, Place de l'École-de-Médecine.

Étude sur les névralgies réflexes symptomatiques de l'archi-épidioymite blennorrhagique ; 1870. Savy, libraire-éditeur, 24, rue Hautefeuille.

Leçons de Ch. West sur les maladies des femmes, traduites de l'anglais et considérablement annotées par Charles Mauriac, médecin de l'hôpital du Midi, 1870. Savy, libraire-éditeur, 24, rue Hautefeuille.

Recherches cliniques et expérimentales sur l'emploi du chloral dans les algies de nature vénérienne. *Gazette des Hôpitaux,* 1870-1871.

Mémoire sur le paraphimosis, 1872. Adrien Delahaye, libraire-éditeur, place de l'École-de-Médecine.

PARIS. — TYPOGRAPHIE A. POUGIN, QUAI VOLTAIRE, 13. — 3816.

MÉMOIRE

SUR LES

AFFECTIONS SYPHILITIQUES

PRÉCOCES

DU SYSTÈME OSSEUX

PAR

CHARLES MAURIAC

Médecin de l'hôpital du Midi, Chevalier de la Légion d'honneur, etc.

PARIS

ADRIEN DELAHAYE, LIBRAIRE-ÉDITEUR

PLACE DE L'ÉCOLE-DE-MÉDECINE

1872

MÉMOIRE

SUR LES

AFFECTIONS SYPHILITIQUES

PRÉCOCES

DU SYSTÈME OSSEUX

La syphilis est une maladie générale essentiellement virulente, au moins dans les premières phases de son évolution. Elle est le produit d'un véritable empoisonnement. Le virus qui l'engendre a la propriété de se multiplier à l'infini au sein de l'économie, par une sorte de travail latent dont on ne connaît point encore la nature mystérieuse, mais qui paraît avoir quelque analogie avec le phénomène de la fermentation.

Toujours est-il qu'une quantité infinitésimale de virus syphilitique, une fois introduite par absorption dans le courant circulatoire, suscite, après une incubation plus ou moins longue, une série d'actes morbides qui prouvent et traduisent l'infection de l'organisme. Ils la traduisent si rigoureusement, qu'ils possèdent et qu'ils conservent longtemps la propriété de reproduire la syphilis dans un autre organisme, par contagion ou par inoculation, pourvu toutefois que cet organisme n'ait pas subi préalablement une action toxique semblable.

L'infection de l'organisme, quelles que soient la gravité, la forme, la localisation, les tendances bonnes ou mauvaises, résolutives ou destructives de ses suites, est rapidement générale. Il n'y a pas de partie du corps qui puisse l'éviter. Elle pénètre partout ; aucun tissu, aucun organe ne lui échappe, pas même l'élément anatomique le plus inférieur, le plus inerte, le moins entraîné par le tourbillon incessant de la vie. Et comment n'en serait-il pas ainsi, puisque le liquide sanguin qui arrose et nourrit toutes les molécules organiques, sert de véhicule au principe virulent, et s'en sature, pour ainsi dire, au point de devenir contagieux et inoculable, tout comme un chancre induré ou une plaque muqueuse ?

Quoique la preuve expérimentale de la virulence du sang ne date que de ces dernières années (1), Hunter admettait que le poison vénérien, après avoir pénétré dans la circulation, se répandait dans toutes les parties de l'organisme, et les infectait toutes avec la même force. Ce grand pathologiste, dont les doctrines ont eu une influence si grande sur les progrès et malheureusement aussi sur les erreurs de la syphiliographie moderne, disait que le poison vénérien « n'est déterminé par aucune force générale ou partielle de la machine animale à se

---

(1) Ce fait que le sang, dans les premières phases de la syphilis, acquiert toutes les propriétés contagieuses et inoculables du virus syphilitique, est un des plus considérables, selon moi, de l'histoire de la syphilis. Il a été mis hors de doute par les remarquables expérimentations que le professeur Pelizzari fit en 1862. Avant lui, Waller avait obtenu un résultat positif en inoculant du sang pris sur une femme syphilitique ; mais, comme la peau de cette femme était littéralement couverte de taches syphilitiques, l'expérience n'est pas aussi probante que celle du professeur Pelizzari.

J'ai observé, dans ces derniers temps, un cas de contagion par le sang, qui aurait levé toute incertitude dans mon esprit à cet égard, si j'avais pu en avoir après la lecture des expériences de Pellizzari. C'est une preuve clinique après la preuve expérimentale. Voici ce fait : Un homme qui était resté à Paris pendant le siége prussien et avait envoyé sa femme en province, contracta, vers la fin de l'année 1870, un chancre syphilitique pour lequel il me consulta. Il eut ensuite une roséole érythémateuse, des croûtes dans les cheveux, des adénopathies spécifiques, des plaques muqueuses gutturales, etc., etc. Je le soumis à un traitement hydrargyrique, et quand sa femme revint à Paris, vers la fin de février, il n'existait plus aucune manifestation syphilitique sur la peau ni sur

rendre vers telle partie plutôt que vers telle autre, et qu'on ne voit rien non plus dans la nature du poison qui doive le porter plus facilement dans une partie du corps que dans une autre, quand elles sont toutes dans des conditions semblables. »

Il résulte de ce qui précède qu'aucune circonstance anatomique, aucune condition de structure spéciale, ne peuvent mettre les tissus à l'abri de l'infection syphilitique. J'ajoute que je ne vois pas de mode fonctionnel dans l'économie vivante qui possède la vertu de préserver certaines parties de l'organisme des atteintes du virus, en leur conférant, soit une immunité absolue, soit une immunité relative et variable suivant les différentes phases de la maladie constitutionnelle. Du moment que la matière du virus a proliféré dans la masse sanguine au point de la rendre virulente et capable d'imprégner, sous ce nouvel état, toutes les molécules organiques, chaque tissu, chaque organe et chaque système organique, similaire ou non, se trouve dans les conditions d'opportunité propres à contracter l'action morbide.

Si donc on envisage l'infection syphilitique au point de vue de la *topographie* et de la *chronologie* des affections

---

les muqueuses; l'induration chancreuse elle-même avait presque complétement disparu. Cet homme me demanda s'il pouvait cohabiter avec sa femme. Je lui en énumérai tous les dangers, et je lui fis observer que le sang lui-même était contagieux, et qu'il courrait risque d'infecter sa femme si, pendant les rapports sexuels, une écorchure laissait écouler quelques gouttes de sang. J'étais loin de croire que le mode de contagion dont je faisais pressentir au malade la possibilité pour le rendre plus prudent, se réaliserait. C'est ce qui eut lieu cependant. Deux jours après avoir vu sa femme, cet homme vint, très-alarmé, me dire que, pendant les rapports sexuels, il s'était écorché, et qu'il s'était écoulé du sang de cette écorchure. Je ne trouvai sur ses parties génitales aucune trace de plaques muqueuses ni d'une lésion syphilitique quelconque. Néanmoins, au bout de trois semaines, il me conduisit sa femme, chez laquelle je constatai, à l'entrée du vagin, l'existence d'un chancre syphilitique, qui fut suivi d'accidents consécutifs assez sérieux pour lesquels je l'ai traitée.

Il est évident, pour moi, que cette femme fut infectée par le sang de son mari, car j'ai la conviction, malgré les railleries auxquelles peut m'exposer ma crédulité, qu'elle n'avait eu de rapports qu'avec lui.

qu'elle suscite, on n'y trouve pas les éléments d'une classifica-
tion rationnelle. La division des accidents consécutifs de la syphilis en secondaires, tertiaires et même quaternaires, est artifi-
cielle et arbitraire, et ne s'applique pas plus à la syphilis qu'aux
autres maladies constitutionnelles. Je démontrerai plus tard
qu'il faut chercher un principe moins empirique de classifica-
tion, car on ne peut invoquer, en faveur de la fameuse division
topo-chronologique, aucune des lois physiologiques qui gouver-
nent le développement, la nutrition, la structure et le fonction-
nement des tissus et des appareils.

Mais les considérations *à priori* et théoriques pourraient être
avec raison regardées comme une fantaisie oiseuse si on ne leur
donnait pour base des faits authentiques. Je vais donc exposer,
analyser et commenter les cas d'accidents tertiaires précoces qu'il
m'a été donné d'observer dans la première période de l'infection
syphilitique, avant même les accidents secondaires, et quelquefois à une époque si rapprochée du chancre infectant, que ce-
lui-ci n'était pas encore entièrement guéri. Que devient la fameuse triade syphilitique si les accidents tertiaires peuvent se
produire en même temps que les secondaires et même les
précéder ?

J'ai vu des manifestations syphilitiques qu'on a l'habitude de
considérer comme tardives et de qualifier de tertiaires, survenir au début de la syphilis dans les os et le périoste, dans les
viscères splanchniques, dans les muscles, dans le tissu cellulaire, en un mot, à peu près dans toutes les parties constituan-
tes de l'organisme. C'est ce qui me faisait dire plus haut qu'il
y avait tout à la fois généralisation et simultanéité dans l'action
du virus syphilitique.

L'apparition précoce des manifestations syphilitiques sur le
système osseux fera l'objet de ce travail.

PREMIÈRE PARTIE

———

DÉTERMINATIONS PRÉCOCES DE LA SYPHILIS SUR LE PÉRICRANE.

I

Lorsque je constatai pour la première fois, il y a sept ou huit ans, l'existence des périostites péricrâniennes au début de la syphilis, ma surprise fut grande. J'étais alors imbu des idées régnantes et j'acceptais sans contrôle les trois périodes : primitive, secondaire et tertiaire. Voici le fait qui me mit en défiance contre les lois de l'évolution syphilitique, qu'on proclamait si absolues, si immuables :

Une jeune femme vint me consulter pour des douleurs atroces, à forme névralgique, qu'elle éprouvait dans toute la tête, depuis une semaine environ. Ces douleurs, plus vives la nuit que le jour, ne lui laissaient pas un instant de sommeil. Elle me montra sur le front et sur le crâne de petites tumeurs, très-sensibles à la pression, et qui lui paraissaient être le point de départ et la véritable cause de ses souffrances. En palpant les régions qu'elle m'indiquait, je constatai facilement la présence de ces bosselures, que leur saillie, du reste, rendait visibles, principalement sur le front. Elles étaient au nombre de 8 ou 10, irrégulièrement disséminées sur le frontal, les pariétaux et l'occipital. La peau qui les recouvrait ne présentait à leur niveau aucun changement de coloration et était parfaitement mobile. Quant aux tumeurs, dont le volume égalait à peu près celui d'un gros pois, elles étaient immobiles et comme implantées sur le crâne. Arrondies et d'une consistance fort dure, elles ne cédaient pas à la pression, qui provoquait sur place une douleur très-aiguë, poussant en divers sens des irradiations.

Je soupçonnai tout de suite et avant tout renseignement leur nature syphilitique ; mais je pensai qu'elles appartenaient à un ordre tardif de manifestations et qu'elles se rattachaient à la série des accidents tertiaires. Aussi fus-je fort étonné quand cette femme m'apprit qu'elle avait, depuis quelques semaines, une ulcération aux parties génitales, et que c'était la première fois qu'elle était atteinte d'une maladie vénérienne. L'exploration des parties génitales me fit, en effet, découvrir un chancre infectant en voie de cicatrisation ; il y avait une adénopathie inguinale spécifique des deux côtés ; mais il n'était encore survenu, ni sur la peau, ni sur les muqueuses, aucune manifestation syphilitique. Je prescrivis à la malade le traitement à l'iodure de potassium. Les douleurs de tête et les tumeurs péricrâniennes diminuèrent progressivement, et, pendant qu'elles étaient en voie de guérison, la peau se couvrit d'une roséole papuleuse confluente. J'employai alors, conjointement avec l'iodure de potassium, des préparations hydrargyriques, ce qui n'empêcha pas cette première explosion de la syphilis d'être très-sévère. Au bout de quelques semaines, je perdis la malade de vue ; les tumeurs périostiques avaient complétement disparu.

II

Je n'avais pas alors une grande expérience en fait de maladies vénériennes, ne m'en étant pas occupé d'une manière spéciale. Je regardai ce fait comme tout à fait anormal et exceptionnel. Néanmoins, il me fit réfléchir sur l'évolution de la syphilis et modifia l'idée que je m'en faisais, d'après la doctrine en vogue.

Depuis cette époque, j'ai observé beaucoup de faits semblables, et j'ai été forcé de reconnaître qu'ils n'étaient pas aussi irréguliers que je le supposais d'abord. Voici quelques-uns de ces faits, qui me permettront, je l'espère, de donner une histoire générale des périostites péricrâniennes précoces.

OBS. I. — *Début des accidents primitifs caractérisé par une adénopathie inguinale double indolente? — Huit jours après, apparition d'un chancre infectant qui ne dure que six jours. — Au vingtième jour de ces accidents primitifs, accès de céphalalgie et apparition des bosses frontales périostiques; accès névralgiforme ayant pour point de départ une tumeur de même nature. — Puis roséole et accidents secondaires cutanés et muqueux. — Traitement mixte. — Guérison.*

M. X... (Édouard), âgé de 22 ans, boucher, d'une bonne constitution et d'une santé excellente, n'avait jamais eu aucune maladie vénérienne ou autre, si ce n'est une blennorrhagie légère en janvier 1871, lorsque, le 20 novembre de la même année, des grosseurs indolentes se manifestèrent dans les deux aines, et huit jours après seulement, il survint un chancre au-dessous de la verge, sur la partie cutanée du prépuce. Ce chancre ne dura que six jours et suppura très-peu. L'adénopathie ne fut pas augmentée par l'apparition du chancre; elle n'a jamais occasionné aucune douleur.

Vingt jours après, croûtes dans les cheveux, céphalalgie atroce, plus intense la nuit que le jour, et apparition de bosses frontales très-volumineuses, très-sensibles, sans changement de couleur à la peau, empêchant de mettre le chapeau.

Quand je vis le malade pour la première fois, vers la fin de décembre (un mois et demi après le chancre), il existait encore une de ces périostoses frontales : elle avait la largeur d'une pièce de 5 francs en argent. Elle était mal délimitée, commençait à la racine des cheveux et s'étendait vers le sourcil gauche; la peau qui la recouvrait était mobile à sa surface et ne présentait aucun changement de coloration.

Un peu de rougeur à la place du chancre, sur le fourreau, mais pas trace d'induration; adénopathie bi-inguinale multiple et très-considérable; adénopathie cervicale; croûtes dans les cheveux; céphalalgie continue, moins violente qu'au début; irradiations névralgiques ayant leur point de départ au sommet de la tête. En cet endroit, on sent une deuxième bosse périostique, large comme une pièce de 2 francs. Roséole au début, entremêlée de quelques papules plates, très-petites. Rougeur érythémateuse dans la gorge.

Appétit; santé générale assez bonne, mais amaigrissement considérable depuis un mois.

Je fis subir à ce malade un traitement mixte : les bosses périostiques disparurent au bout d'un mois. Les accidents secondaires persistèrent plus longtemps. Au bout de six mois, il n'existait plus aucun accident : l'adénopathie inguinale avait disparu ; l'adénopathie cervicale persistait encore.

Il y a dans ce fait, en dehors du sujet qui nous occupe, une circonstance singulière que j'ai notée d'après les récits du malade, mais que je n'ai jamais constatée : je veux parler de cette adénopathie spécifique qui aurait précédé de quelques jours l'apparition du chancre infectant. Bien que je croie à la possibilité de beaucoup de choses étranges en matière de syphilis, je déclare que, sauf l'affirmation susmentionnée dont il ne faut peut-être pas tenir grand compte, je n'ai aucun motif de supposer que l'adénopathie spéciale à la syphilis puisse traduire l'action du virus sur les ganglions lymphatiques, avant que l'accident primitif, le chancre, se soit déclaré et ait constitué le premier foyer virulent de l'organisme. Il est probable que le virus élaboré dans ce premier foyer est en partie absorbé par les lymphatiques et va créer, dans les ganglions où il séjourne quelque temps, de nouveaux foyers de prolifération, qui le déversent incessamment dans le torrent de la circulation.

Mais revenons aux périostites péricrâniennes. Ici la première poussée des accidents consécutifs de la syphilis a eu lieu après une incubation très-courte, puisqu'elle n'a été que de vingt jours. L'infection de l'organisme s'est donc produite avec une rapidité exceptionnelle, et s'est traduite simultanément par des manifestations sur le péricrâne, sur la peau et sur les muqueuses.

Les deux périostites frontale et pariétale ont présenté des dimensions qu'on observe rarement au même degré. Cela indiquerait-il que les os sous-jacents participaient au travail morbide ? La facilité avec laquelle elles sont entrées en voie de résolution et ont disparu sans laisser de traces ne permet guère d'admettre une pareille hypothèse.

III

Dans le cas suivant, outre la tumeur périostique au niveau du pariétal, il a poussé sur la langue une petite tumeur tuberculeuse ou gommeuse, qu'on doit aussi regarder comme un accident tertiaire précoce. Je n'insisterai pas maintenant sur cette circonstance, parce que j'aurai plus tard l'occasion d'y revenir à propos d'un cas remarquable de syphilis tertiaire de la langue, non douteuse, et très-rapprochée de l'accident primitif.

Obs. II. — *Incubation de l'accident primitif de deux mois de durée. — Très-courte incubation des accidents secondaires. — Roséole, plaques muqueuses, etc. — Bosse pariétale avec douleurs crâniennes névralgiformes. — Petite tumeur de la base de la langue.*

M. H..., âgé de 22 ans, blond et lymphatique, habituellement bien portant, n'a jamais eu d'autre manifestation constitutionnelle que des gourmes dans son enfance. Dans l'hiver de 1867-68, chancres mous. En août 1868, blennorrhagie, et, vers le 25 et le 28 octobre de la même année, chancre infectant.

Le 6 novembre, je vis le malade pour la première fois (15e jour environ du chancre, au dire du malade). Induration du filet et double pléiade ganglionnaire. Roséole confluente érythémateuse. *Tubercule dur* sur la face dorsale de la langue, en arrière. Plaques muqueuses sur la joue gauche. Papules plates sur la face et le cuir chevelu.

Douleur contusive sur le pariétal gauche, où existe une bosse dure, au-dessus de laquelle la peau, non altérée à ce niveau, glisse facilement. Cette bosse a un demi-centimètre environ de saillie et un centimètre et demi de diamètre ; elle est arrondie. Elle a été précédée de douleurs irradiantes et est sensible à la pression.

Tous ces accidents dataient de huit jours environ. Traitement : *neuf* centigrammes de proto-iodure.

12 novembre. — L'éruption a pâli. Douleurs rhumatoïdes dans les épaules, les coudes et les genoux. Persistance de la bosse pariétale, qui a la largeur d'une pièce de 50 centimes, est douloureuse à la pression, et le point de départ d'irradiations névralgiformes.

La tumeur de la langue a diminué de plus de moitié.

Vers le 20 novembre, la tumeur pariétale s'effaça et les douleurs dont elle était le centre disparurent. Le 1ᵉʳ décembre, il n'en existait pas trace. La petite tumeur de la langue s'était aussi fondue (2ᵉ mois environ de la maladie).

Peu à peu, les accidents cutanés et muqueux s'effacèrent; mais en juin il revint des plaques muqueuses dans la bouche (9ᵉ mois de la maladie).

J'ai à noter encore quelques circonstances intéressantes relativement à l'incubation de l'accident primitif et des accidents secondaires.

Après un mois de continence, le malade vit une femme vers le milieu du mois d'août : deux ou trois jours après, blennorrhagie, dont la guérison eut lieu dans la première semaine d'octobre. Le malade n'eut commerce avec aucune femme, excepté le 20 octobre. Cinq jours après, retour de la blennorrhagie; le malade découvre deux boutons sur les côtés du filet; ils s'indurent. Le 6 novembre, les accidents secondaires avaient déjà fait leur apparition.

Évidemment, ce n'est pas la dernière femme qui a infecté, mais l'avant-dernière, qui a donné tout à la fois le chancre et la blennorrhagie. L'incubation du chancre a été de deux mois. Quant à celle des accidents secondaires, elle a été très-courte, puisqu'ils se sont manifestés quinze jours après l'apparition du chancre.

Ici la bosse péricrânienne était unique. On remarquera qu'elle avait été précédée de douleurs irradiantes ou névralgiformes, dont elle est devenue plus tard comme le foyer et le point de départ. Elle était, en outre, le siége d'une douleur contusive permanente. Cette association des douleurs fixes et des douleurs irradiantes est un des caractères de la périostite péricrânienne. N'est-il pas probable que beaucoup de céphalées névralgiformes décrites comme des névralgies syphilitiques, naissant sous la seule influence du virus et sans l'intermédiaire d'une lésion matérielle, n'étaient autre chose que ces algies symptomatiques d'une périostite qu'on négligeait de rechercher ou qu'une exploration insuffisante ne permettait pas de découvrir?

IV

Dans l'observation suivante, on verra qu'il eût été facile de méconnaître la cause réelle de la névralgie.

Obs. III. — *Syphilis incertaine au début, sans autre accident qu'une névralgie temporo-pariétale droite, ayant pour foyer une périostite péricrânienne de la tempe correspondante. — Quelques jours après la guérison de la névralgie et la disparition de la tumeur, syphilide papulo-squameuse, puis laryngopathie.*

Le 17 juin 1869, je fus consulté par Mlle Thérèse X..., âgée de 19 ans, qui était la maîtresse d'un monsieur à qui je donnais des soins pour une syphilis contractée trois mois auparavant. Qu'elle eût donné ou reçu cette maladie, il était probable, *à priori*, qu'elle en était atteinte.

Elle éprouvait depuis six jours des douleurs névralgiques dans la région temporale droite, revenant sous forme d'attaque pendant la nuit, précédées d'un léger frisson et accompagnées de fièvre. Elle s'était aperçue, la veille, qu'il existait une tumeur douloureuse à la tempe.

Je constatai en effet, à 2 ou 3 centimètres au-dessus du sourcil droit, une grosseur ayant les dimensions d'un noyau de cerise, sous-cutanée, dure, immobile et vaguement circonscrite. Au-dessus d'elle, la peau, intacte, glissait avec une grande facilité. Cette petite tumeur était extrêmement douloureuse à la pression. C'est de là, comme d'un foyer, que partaient les irradiations névralgiques, se dirigeant du côté de l'oreille et du pariétal correspondants. Il existait, en outre, quelques douleurs locales et vagues dans la tête, mais sans autre tumeur. L'accès était surtout nocturne et un peu fébrile. Cette affection ne se rattachait à aucune violence extérieure, à aucune cause accidentelle, à aucune intoxication paludéenne.

Par un singulier scrupule, cette fille ne voulut pas permettre l'examen des parties génitales, où elle affirmait n'avoir aucune lésion. — Ganglion volumineux et indolent dans l'aine droite. Je ne parvins à découvrir aucune manifestation syphilitique.

Chloro-anémie, face blafarde, yeux battus, langueur morbide de la physionomie. Dyspepsie, inappétence.

Convaincu que cette névralgie était de nature syphilitique, je prescrivis *un gramme* d'iodure de potassium à prendre chaque jour.

18 juin (huitième jour de la maladie). — La fièvre, un peu retardée, n'a commencé qu'à 1 heure du matin, sans frissons ni sueurs, et a duré jusqu'au jour. Attaque névralgique aussi violente, insomnie et agitation. Douleur presque nulle dans la journée. La tumeur temporale n'a pas changé.

19 juin. — Douleurs névralgiques moins fortes que les nuits précédentes. Accès de fièvre à 9 heures 1/2 du soir. Insomnie complète. Agitation. Larmoiement produit par l'iodure de potassium. Tumeur toujours très-sensible à la pression.

21 juin (onzième jour). — Un peu de sommeil, moins de fièvre. Aucune douleur dans la journée. Toujours attaques névralgiques nocturnes, mais moins intenses. La tumeur reste dure et comme osseuse ; elle paraît moins sensible à la pression ; aucun symptôme de syphilis. Je fais continuer l'iodure de potassium ; sirop d'iodure de fer, quinquina.

Vers la fin de juin et les premiers jours de juillet, les douleurs névralgiques et les accès de fièvre s'atténuèrent peu à peu et cessèrent complétement ; en même temps la petite tumeur s'affaissa.

Le 12 juillet (trente-deuxième jour de la maladie), je revis la malade. La bosse fronto-temporale avait disparu sans laisser aucune trace. L'iodure de potassium avait été continué jusqu'au 6. L'examen le plus attentif ne me fit découvrir aucune manifestation caractéristique de la syphilis, si bien que son existence devenait pour moi problématique.

Mais un mois après, le 10 août, la malade vint me consulter pour une éruption qui ne pouvait me laisser aucun doute : elle avait, en effet, sur tout le corps des taches d'une roséole pâle ; dans la paume des mains, des plaques psoriasiques, et au pubis, de larges papules lenticulaires d'un rouge foncé. Ganglions cervicaux. Plus d'accès névralgiques. Chloro-anémie.

Elle me raconta que cinq mois auparavant environ, c'est-à-dire en mars ou en avril, elle avait eu des maux de gorge et une douleur singulière dans la main et dans le bras droits : cette douleur était paroxystique et surtout nocturne ; elle parcourait tout le bras, se prolongeait jusqu'à l'extrémité des doigts, et causait un tel engourdissement qu'il était impossible à la malade de coudre et d'écrire. (Proto-iodure. Toniques.)

Trois mois après survint une laryngopathie indolente, avec enrouement caractéristique qui dura plusieurs semaines et alla presque jusqu'à l'aphonie.

Depuis cette époque, je n'ai pas revu la malade.

Il est difficile de déterminer d'une manière précise l'époque à laquelle a commencé la syphilis de cette fille. Je croirais volontiers que la périostite péricrânienne et la névralgie temporo-pariétale qui en dérivait n'étaient qu'une deuxième poussée des accidents consécutifs, la première ayant consisté en maux de gorge et en douleurs névralgiformes du bras et de la main du côté droit. Dans plusieurs cas que j'ai observés, c'est par une névralgie brachiale compliquée parfois d'une sorte de paralysie qu'a commencé la série des accidents généraux de la maladie. Cette manifestation, il faut bien le reconnaître, est rarement isolée, et si elle n'est pas accompagnée actuellement des phénomènes habituels de la syphilis, tels que roséole, maux de gorge, céphalées, etc., elle en a été précédée ou elle en sera suivie.

Quant à la nature syphilitique de la tumeur sous-cutanée et de la névralgie temporale, je ne pense pas qu'il soit possible de la mettre en doute, non plus que la relation de cause à effet qui existait entre elles. Ici, la névralgie a pris un caractère plus franchement intermittent que dans aucune des autres observations. L'intermittence était même si régulière au début, qu'on aurait pu croire qu'elle résultait d'une intoxication palustre. Ces névralgies intermittentes régulières, à accès vespéraux et surtout nocturnes, ces névralgies accompagnées d'un mouvement fébrile plus ou moins violent, ordinairement composé de deux stades, celui de la chaleur et de la sueur (ce dernier pouvant aller jusqu'à la diaphorèse profuse), sont assez communes chez la femme. J'en ai vu un cas d'une gravité telle, qu'il simulait un accès de fièvre pernicieuse, avec délire, trismus, contracture tétanique des muscles de la nuque, etc.

Une particularité intéressante à noter dans l'observation précédente, c'est l'éruption roséolique qui ne survint qu'un mois après la tumeur péricrânienne.

V

Obs. IV. — *Chancres infectants syphilitiques multiples : trois sur la lèvre inférieure, un sur le menton, deux sur le fourreau; plusieurs sur le gland. — Adénopathies consécutives volumineuses à la mâchoire et aux aines. — Longue incubation. — Un mois après le chancre, accidents secondaires très-légers. — Bosse pariétale syphilitique. — Guérison très-rapide avec des frictions mercurielles. — Attaque légère et accidentelle de rhumatisme.*

M. A. D..., fumiste, âgé de 24 ans, entré le 19 novembre 1869 dans mon service, à l'hôpital du Midi, n° 30, salle 8, sorti le 22 décembre 1869.

Bonne santé habituelle. Trois ou quatre blennorrhagies, dont la dernière n'est pas encore complétement guérie.

Premier coït avec la femme qui l'a infecté le 21 août; dernier coït le 10 ou le 12 septembre. Avait eu des rapports avec elle *ab ore* dès le premier jour.

Trente-quatre jours après le premier coït, il survint trois chancres indurés énormes sur la lèvre inférieure et un au menton; enfin deux sur le fourreau de la verge et d'autres sur le gland. Adénopathie spécifique des ganglions sous-maxillaires et inguinaux.

Quelques jours après, douleurs dans les membres, insomnie.

Cependant, malgré le volume et la multiplicité des chancres, les accidents secondaires furent très-légers. Lors de l'entrée du malade ou quelques jours après (vingt-cinquième ou trentième jour environ du chancre), je ne constatai qu'une roséole à peine visible, quelques croûtes dans les cheveux, une plaque muqueuse dans le nez et de l'érythème guttural. Mais il survint une bosse périostique à la partie supérieure du frontal gauche, douloureuse à la pression, avec irradiations névralgiformes, sans changement de couleur à la peau.

Les chancres disparurent avec une rapidité merveilleuse sous l'influence de frictions mercurielles faites sur les ganglions maxillaires et inguinaux.

Pendant son séjour à l'hôpital, vers les premiers jours de décembre, le malade eut une attaque de rhumatisme articulaire aigu sans rien au cœur; gonflement des poignets, des genoux, des cous-de-pied, avec rougeur de la peau. Fièvre, sueurs abondantes. Les douleurs durèrent huit ou dix jours et la fièvre cinq ou six. Cette attaque bénigne était, je crois, accidentelle : elle était survenue à la suite d'un refroidissement en sortant du bain.

Le 3 janvier 1870, plus aucun accident syphilitique. Cicatrice rouge du chancre mentonnier et de ceux du fourreau. Rien sur la lèvre inférieure. Ganglions encore développés. Plus de douleurs rhumatismales.

Je n'ai pas revu ce malade.

Il m'est arrivé souvent de voir plusieurs chancres syphilitiques sur le même individu, et à la suite de la même contamination. Aussi ce fait qu'un chancre est solitaire a-t-il beaucoup moins d'importance qu'on ne le dit, au point de vue du diagnostic. Les chancres multiples infectants sont d'habitude situés à peu de distance l'un de l'autre, dans la même région, sur le gland, le prépuce, le fourreau, les bourses, le pubis, par exemple. Mais jamais, sauf dans le cas précédent, je n'en ai vu un aussi grand nombre et à de pareilles distances.

L'incubation de ces chancres syphilitiques a été de trente-quatre jours et peut-être plus, car il est fort possible que la contagion ait eu lieu lors du premier coït, c'est-à-dire le 21 août. Elle serait alors de cinquante-quatre jours. J'en ai vu de plus longues, mais ce n'est pas le lieu d'en parler. L'incubation des accidents consécutifs a, au contraire, été courte. Y aurait-il un rapport inverse entre la longueur de ces deux incubations chez le même individu ?

La tumeur périostique, la névralgie frontale et la roséole ont constitué une première poussée peu grave d'accidents consécutifs, ce qui semblerait prouver que la multiplicité des chancres n'a pas une signification sérieuse au point de vue du pronostic.

VI

Obs. V. — Chancres indurés non inoculables. — Syphilis évoluant pendant cinq mois, sans être soumise à aucun traitement. — Accidents nerveux et rhumatismaux. — Céphalée névralgiforme ayant pour centre d'irradiation une tumeur fronto temporale gauche. — Contracture du bras gauche. — Syphilis papuleuse confluente. — Plaques muqueuses gut'urales et anales.— Adénopathie généralisée.

M. F... (G.), cocher, âgé d'une vingtaine d'années, d'une bonne santé habituelle et n'ayant jamais eu aucune maladie vénérienne ou autre, entra en mars 1869 dans mon service, à l'hôpital du Midi, pour des chancres situés derrière le filet et compliqués d'une inflammation balano-préputiale. Inoculation négative. Il ne resta que douze jours à l'hôpital. Huit jours après sa sortie, douleurs de tête très-violentes, la nuit principalement, occupant tout le crâne, paroxystiques, et plus intenses à gauche qu'à droite. Au-dessus de l'œil gauche, bosse survenue sans cause extérieure, à base plus large qu'une pièce de 5 francs en argent, sans adhérence à la peau, qui était intacte à son niveau, peu sensible à la pression, non fluctuante, point de départ des irradiations névralgiques temporo-pariétales.

Cette tumeur dura dix à quinze jours environ et disparut spontanément. La céphalée névralgiforme persista pendant un mois. En même temps qu'elle, crampes sur la partie antérieure de la poitrine, très-douloureuses, occupant les attaches du muscle grand pectoral de chaque côté, empêchant de rapprocher les bras du tronc, enlevant toute force musculaire, si bien que le malade eût été incapable, dit-il, de casser un œuf en joignant les mains. Orthopnée nocturne.

Puis il survint des douleurs rhumatoïdes dans tous les muscles de l'omoplate du côté gauche. Dans les premiers jours de juin (quatrième mois de la maladie), la région du coude gauche devint le siége de douleurs occupant : 1° en arrière, les deux côtés de l'olécrâne; 2° en avant, le côté externe du tendon du biceps, au niveau du pli du coude. L'extension complète de l'avant-bras sur le bras était impossible; cependant il n'existait aucune altération matérielle appréciable dans le corps du muscle; son tendon était anormalement distendu. Le bras droit présentait la même douleur au pli du coude, mais à un moindre degré. Il existait aussi de vives douleurs dans la région antérieure et médiane des deux cuisses.

En outre, il était survenu, un mois environ après l'apparition du chancre, une éruption papuleuse extrêmement confluente sur le tronc et des plaques muqueuses dans la gorge et à l'anus.

Malgré ses souffrances horribles dans presque toutes les parties du corps, le malade n'avait fait aucun traitement.

Quand il me consulta de nouveau, le 20 juin (cinquième mois de la maladie), la santé générale était peu altérée, les douleurs s'étaient calmées; il n'y avait plus de plaques muqueuses, et la syphilide papuleuse était en voie de résolution. Adénopathies inguinale, cervicale et maxillaire très-considérables. Plus de bosse temporale.

(*Six* centigrammes de proto-iodure d'hydrargyre et *un* gramme d'iodure de potassium à prendre chaque jour.)

Le 2 août (sixième mois de la maladie), au bout de quatre ou cinq jours du traitement, disparition presque complète des douleurs; puis, diminution graduelle des papules et des ganglions, mais retour des plaques muqueuses dans la gorge.

Je n'ai pas revu ce malade.

La tumeur périostique du péricrâne a présenté ici les mêmes caractères que dans les observations précédentes : elle est survenue au début des accidents consécutifs; elle a coïncidé avec une névralgie temporo-pariétale; sa durée a été courte; elle a fondu et disparu sans laisser de traces. La guérison a été spontanée, ainsi que celle des autres accidents consécutifs, et, pendant les cinq premiers mois de la maladie, il n'a été fait aucun traitement. Eh bien, croyez-vous que si ce malade, moins insouciant, avait pris du mercure et de l'iodure de potassium, il aurait été incessamment assailli par toutes ces attaques de douleurs rhumatoïdes et névralgiformes dans la tête, dans le thorax et dans les coudes? Il est probable qu'il en aurait eu quelques atteintes; mais ces atteintes eussent été beaucoup moins fortes et échelonnées sur un intervalle plus considérable.

Parmi les manifestations douloureuses du début de la syphilis, les costo-sternalgies, avec ou sans oppression nocturne, sont une des plus fréquentes et des plus caractéristiques. Je m'en occuperai plus loin. Un accident très-spécial aussi et bien capable à lui seul de révéler la nature de la maladie dans les cas obscurs, c'est la douleur siégeant au niveau ou au-dessus du pli du coude, vers le tendon du biceps ou celui du brachial antérieur.

VII

Description générale des périostites épicrâniennes. — Je pense qu'il est possible, d'après les faits qui précèdent, d'embrasser maintenant dans une vue d'ensemble l'histoire des périostites péricrâniennes, de déterminer leur signification pathologique et de fixer leur place dans l'évolution de la syphilis.

J'ai ésigné ces tumeurs précoces de la tête, ces *nodi*, sous le nom de périostites épicrâniennes pour deux raisons : 1° parce qu'elles procèdent d'un travail vraiment inflammatoire, d'un processus irritatif ou actif, ainsi que l'indiquent l'acuité de leurs symptômes et l'allure rapide de leur marche. Elles ne ressemblent point à ces périostites plus tardives, toujours un peu indolentes, qui traînent en longueur, ont très-peu de tendance à la résolution spontanée, beaucoup, au contraire, à la régression, c'est-à-dire à la destruction, par métamorphose graisseuse, des produits de l'hyperplasie ; 2° parce qu'elles siégent exclusivement dans le péricrâne et y restent confinées pendant toute leur durée. Il est bien possible qu'elles ne soient pas sans connexion avec les os sous-jacents ; mais la lésion hyperémique ou inflammatoire du tissu osseux, en admettant qu'elle existe, reste subordonnée à la périostite et est, pour ainsi dire, accessoire. Toujours est-il qu'elle n'est pas suivie d'hyperostose, car la résolution du périoste s'effectue sans laisser sur le crâne aucune trace de la lésion.

Chez l'adulte, dans la syphilis acquise, ces sortes de tumeurs du péricrâne présentent presque toujours le même mode de processus actif et montrent une tendance décidée à la résolution soit spontanée, soit provoquée par un traitement approprié. Chez les enfants, dans la syphilis héréditaire, il n'en est plus ainsi. La phase cachectique de la maladie survenant beaucoup plus tôt et se manifestant même d'emblée, il peut arriver et il arrive, en effet, que le processus des tumeurs péricrâniennes ne prend pas ou quitte vite le mode irritatif et résolutif pour le mode nécrobiotique et suppuratif. Ces propositions n'ont rien d'absolu ; mais elles expriment, je crois, un fait très-général et dont il est bon de tenir compte, bien qu'il puisse présenter des exceptions.

Dans un mémoire fort intéressant de M. le docteur Henri Roger (1), on trouve un cas où des tumeurs frontales suppurèrent rapidement, quoi qu'elles dépendissent d'une syphilis acquise. Voici le résumé de cette observation, qui est un exemple remarquable de la simultanéité des accidents secondaires et des accidents tertiaires de la syphilis :

Fille âgée de 2 ans. Syphilis acquise (embrassements de la mère infectée). 1° Chancre induré de la lèvre supérieure en voie de guérison ; 2° taches cuivrées de roséole sur les cuisses, sur le front, sur le nez, les joues, et plaques muqueuses à la vulve et à l'anus ; 3° Exostoses multiples : tumeurs gommeuses du frontal reposant sur les deux bosses frontales, grosses comme une noisette, sans changement de couleur à la peau, de consistance demi-molle ; celle de droite, rougeâtre au sommet et un peu luisante, donnait la sensation assez nette de fluctuation ; c'est la seule qui ait suppuré. A côté de ces deux tumeurs, deux autres beaucoup plus petites. Gonflement de la partie inférieure et interne des deux humérus, sans chaleur ni changement de couleur à la peau.

Administration de l'iodure de potassium à la dose progressive de *vingt-cinq* à *soixante-quinze* centigrammes par jour. Amendement des accidents syphilitiques très-rapide.

Il est difficile de dire d'une manière précise quel a été, dans ce cas, le point de départ de ces tumeurs gommeuses. Étaient-ce primitivement deux périostoses, ou bien le périoste n'a-t-il été

______

(1) *De la syphilis chez les enfants* : faits et réflexions. *Bulletin de la Société médicale des hôpitaux*, séance du 12 août 1863.'
Dans cette même séance, M. Hillairet dit qu'il avait précisémen alors dans son service un malade qui présentait simultanément des accidents tertiaires et des accidents secondaires, et que ce n'était pas la première fois qu'il observait cette coïncidence.

envahi que consécutivement au tissu cellulaire sous-aponévrotique ? Peu importe. L'essentiel, à notre point de vue, c'est que
ces deux tumeurs ont fait leur apparition de très-bonne heure ;
et de plus les manifestations se sont comportées, en tant que
processus, absolument comme les lésions les plus tardives de
la syphilis.

Les affections syphilitiques précoces du système osseux sont
très-communes chez les enfants. Underwood (1) a vu une exostose
du crâne sur un enfant né d'une mère infectée par son mari et
qui ne s'en doutait point. « J'ai vu, dit M. Cullerier (2), comme
première manifestation de la syphilis héréditaire, des maladies
des os et du tissu cellulaire chez des enfants dont les mères n'a-
vaient eu, pendant ou peu de temps après leur grossesse, que
des chancres et les symptômes secondaires les plus précoces et
les plus superficiels. »

<h2 style="text-align:center">VIII</h2>

Les périostites péricrâniennes des adultes sont loin, comme
on le voit, d'avoir la même gravité que chez les enfants, du
moins dans notre climat et au milieu des conditions où la syphilis se développe chez nous. — J'ai trouvé chez un de nos
syphiliographes les plus éminents, M. le docteur Bassereau (3),
une observation qui ressemble beaucoup aux miennes. En voici
le résumé :

Un jeune homme de 22 ans contracte un chancre infectant au
commencement de janvier 1844. Au bout de cinq semaines,
troubles généraux graves, bientôt suivis d'une syphilis vésicu-
leuse à forme d'eczéma. « Le malade se plaint, en outre, d'une
douleur au niveau de la bosse pariétale. Cette douleur a com-

---

(1) *Traité des maladies des enfants*, p. 361.
(2) *Mémoires de la Société de chirurgie*.
(3) Bassereau, *Traité des affections de la peau symptomatiques de la
syphilis*. — Cette monographie est d'une importance capitale dans
l'histoire pathologique de la syphilis ; par la portée des découvertes
et la précision des recherches cliniques, par l'étendue et la profon-
deur de l'esprit médical qui y circule partout, elle occupe un des
premiers rangs dans les annales syphiliographiques de tous les temps
et de tous les pays.

mencé il y a six jours, pendant la nuit ; elle est pulsative et cause de l'insomnie. Elle débute à 9 heures du soir et s'apaise à 4 heures du matin ; elle ne disparaît pas entièrement le jour, mais elle est supportable. L'examen du point douloureux permet de constater, au niveau de la bosse pariétale droite, une tuméfaction douloureuse, de la grandeur d'une pièce de 1 franc, et qui n'appartient pas à la peau... La douleur et la tuméfaction du pariétal disparurent vers le quinzième jour du traitement, et furent remplacées par des douleurs nocturnes, de la même nature, dans le genou droit. »

Dans un mémoire fort intéressant sur l'herpétisme utérin, un observateur du plus grand mérite, M. le docteur Guéneau de Mussy (1), rapporte le cas d'une fille B..., âgée de 38 ans, qui, entrée à l'hôpital de Lourcine avec des accidents secondaires, des plaques muqueuses à la bouche et sur la vulve, présentait, en outre, sur la région frontale, un gonflement, siége de douleurs violentes. — « Je ferai remarquer, dit l'auteur, ces douleurs crâniennes et cette tuméfaction périostique qui accompagnent la période secondaire. J'ai rencontré plus d'une fois cette exception aux lois d'évolution syphilitique, si admirablement tracées par Hunter et par Ricord. Le périoste crânien est quelquefois touché au début de la période secondaire. »

IX

Le nombre des tumeurs aiguës du périoste péricrânien varie beaucoup et paraît être en raison inverse de leur volume. Quelquefois uniques, d'autres fois constituant une sorte d'éruption confluente sur toutes les régions de la tête, il est plus fréquent d'en voir une ou deux sur le frontal ou le pariétal. C'est, en effet, au niveau de ces deux os qu'elles sont habituellement situées ; il est plus rare de les rencontrer dans la moitié postérieure du crâne.

Quels que soient leur nombre, leur situation et leurs dimensions, elles offrent à peu près constamment les mêmes caractères.

---

(1) Guéneau de Mussy : *Herpétisme utérin* (*Archives générales de médecine*, novembre 1871, p. 546-47).

Immobiles et fixées à la surface osseuse, elles sont, au contraire, libres de toute adhérence avec la couche celluleuse sous-aponévrotique, la couche musculo-aponévrotique et la peau. On les trouve d'ordinaire assez nettement limitées.

Leurs contours ne présentent un peu d'obscurité que quand elles sont larges et étalées. Leur consistance est dure et uniforme sur tous les points et pendant toute leur durée. Il est rare que le tissu cellulaire au milieu duquel elles sont plongées s'infiltre de sérosité et de lymphe plastique. A leur niveau, la peau conserve sa coloration normale et glisse facilement au-dessus d'elles. Leur saillie au-dessus des parties adjacentes est variable, mais toujours assez accusée pour ne laisser aucun doute sur leur existence, et trop brusque pour permettre de la confondre avec certaines bosselures de la boîte crânienne qui existent à l'état normal chez quelques individus.

La sensibilité, à la pression, des périostites péricrâniennes est très-vive, et les rend fort gênantes lorsqu'elles sont situées sur le front, dans les endroits où porte le bord du chapeau. Mais c'est surtout la sensibilité spontanée dont elles sont le siége et le point de départ qui mérite d'être étudiée. Quand on voit les céphalalgies aiguës au début de la syphilis, les névralgies fronto-occipitales et temporo-pariétales coïncider si fréquemment avec les périostites péricrâniennes, il est difficile de ne pas croire qu'il existe entre la lésion du péricrâne et les irradiations douloureuses un rapport de causalité. Ce qui prouverait bien qu'il en est ainsi, c'est que la pression sur ces tumeurs réveille toujours ou exaspère non-seulement la sensibilité locale, mais encore la sensibilité dont les principales branches nerveuses de la surface externe du crâne sont le siége. Il est vrai d'ajouter que si les périostites n'existent jamais sans que ces phénomènes douloureux de nature syphilitique se manifestent, il arrive souvent de voir ces derniers survenir en l'absence de toute lésion matérielle appréciable du péricrâne.

La durée des périostites péricrâniennes varie entre quatre et six semaines quand elles sont abandonnées à elles-mêmes. Un traitement approprié peut les faire disparaître plus tôt. Leur marche est donc relativement aiguë ; et je ne vois pas, dans aucun des accidents consécutifs de la syphilis, si ce n'est peut-être dans certaines roséoles congestives, une allure aussi vive.

Quant à leur fréquence, il est difficile de la déterminer d'une manière rigoureuse, c'est-à-dire avec des chiffres. Je suis convaincu qu'on les trouverait plus souvent si on les cherchait ou si le malade avait l'attention dirigée de ce côté-là. Certes, on ne peut pas dire que c'est un des phénomènes morbides par lesquels s'exprime habituellement l'infection générale de l'organisme ; mais s'il est au nombre des exceptionnels, c'est certainement un des moins rares parmi ces derniers.

Le diagnostic des périostites péricrâniennes est des plus faciles, surtout quand elles sont multiples et comme confluentes. Il ne faudrait pas les confondre avec les bosses frontales et les bosses pariétales qui, chez quelques sujets, sont saillantes et forment des bosselures presque circonscrites, quelquefois très-douloureuses dans certaines névralgies fronto-pariétales. Malgré ces traits de ressemblance, l'erreur sera facile à éviter si on se souvient que la consistance des périostites, quoique dure, n'est pas osseuse, que leur base est d'ordinaire nettement circonscrite, et que leurs saillies brusques et leurs contours arrondis leur donnent une apparence pisiforme.

Quelques ganglions lymphatiques de la région crânienne pourraient être pris pour des périostites ; parmi eux, il faut signaler ceux qui sont situés derrière l'oreille, à la surface de l'apophyse mastoïde, et ceux qui avoisinent la ligne courbe supérieure de l'occipital. Ces petits ganglions, sous l'influence des premières manifestations syphilitiques, deviennent quelquefois très-durs et presque immobiles ; mais leur sensibilité est beaucoup moindre que celle des tumeurs périostiques. Et puis, comme je l'ai dit, les périostites se développent plus souvent sur la partie antérieure que sur la partie postérieure de la tête.

A propos des adénopathies cervico-crâniennes, il importe de se souvenir qu'elles accompagnent presque toujours les périostites. D'après M. Diday (1) les adénopathies qui se manifestent

---

(1) Diday, *article de critique syphiliographique* (*Gazette médicale de Paris*, 1859, p. 488.)

parfois en l'absence de toute éruption du cuir chevelu, de la peau de la face et du cou, ne dépendraient pas d'une adénie générale constitutionnelle, mais proviendraient, ainsi que les céphalées prodromiques, d'une véritable maladie du péricrâne.

X

Ces périostites péricrâniennes si précoces ont-elles une signification pronostique très-grave? Pour résoudre cette question, il faut se placer à plusieurs points de vue. Si on n'envisage que la poussée périostique en elle-même, on devra reconnaître qu'elle est bénigne; car, 1°, sa tendance est presque toujours résolutive, même quand on ne fait aucun traitement; 2° les os sous-jacents ne sont pas sérieusement compromis; 3° l'encéphale ne peut pas être atteint à travers la boîte osseuse. Mais dans les cas où la syphilis se détermine pour ainsi dire d'emblée sur le périoste externe du crâne, la dure-mère elle-même ne pourrait-elle pas être envahie tout aussi bien que le péricrâne? Tout ce que je puis dire, c'est que, dans les cas qu'il m'a été donné d'observer, je n'ai constaté que des troubles nerveux superficiels, des névralgies, des céphalées extra-crâniennes; aucun accident nerveux profond du côté de la sensibilité, du mouvement ou des organes des sens n'a révélé que la dure-mère fût malade et comprimât les centres nerveux. Il en serait ainsi qu'on n'aurait pas le droit de s'en étonner, car il n'y a aucune raison organique, aucune loi pathogénique qui empêche la détermination syphilitique de se faire sur le péricste crânien interne aussi bien que sur le péricrâne et en même temps.

Et maintenant, il faudrait considérer, non pas le danger présent, mais le danger futur, et rechercher si l'apparition des périostites, au début des accidents consécutifs, implique pour l'avenir une sévérité exceptionnelle de la maladie constitutionnelle. Mais c'est une question qui trouvera mieux sa place plus tard, quand je m'occuperai du pronostic général de la syphilis.

Les périostites épicrâniennes ne sont point, est-il nécessaire de le dire? le résultat d'un prétendu désordre apporté dans la succession inévitable des phénomènes de la syphilis par un traitement spécifique. Elles viennent et disparaissent sans ce traitement spécifique. Toutefois le mercure et surtout l'iodure de potassium atténuent cette manifestation comme toutes les autres. Ils sont donc indiqués. Mais il n'est pas indispensable de recourir à des doses élevées. *Cinq* ou *six* centigrammes de proto-iodure d'hydrargyre et *deux* ou *trois* grammes d'iodure de potassium suffisent, dans la plupart des cas, pour obtenir assez rapidement un effet curatif non équivoque. Quand il existe une intermittence fébrile nocturne bien accusée, je prescris *trente* ou *quarante* centigrammes de sulfate de quinine ; et si les douleurs céphaliques sont excessives et privent le malade de sommeil, je combats ces accidents nerveux avec le chloral, qui m'a donné d'excellents résultats dans la plupart des algies syphilitiques (1).

---

(1) Charles Mauriac, *Recherches cliniques et expérimentales sur l'emploi du chloral dans le traitement des algies de nature vénérienne* (*Gazette des Hôpitaux*, années 1870-71). J'ai cherché à prouver, dans ce mémoire, que le chloral a plus d'efficacité et moins d'inconvénients que les agents de la médication stupéfiante pour combattre les névropathies syphilitiques.

Voici quelques-unes de mes conclusions :

« — Les céphalalgies nocturnes, les insomnies, les douleurs névralgiques et ostéocopes, les arthralgies, en un mot tous les accidents douloureux qui se rattachent à la syphilis sont, non pas guéris, mais rapidement calmés par le chloral.

— En atténuant et en faisant disparaître les algies syphilitiques, le chloral, dont on peut renouveler fréquemment l'administration sans inconvénient, seconde l'effet sédatif des spécifiques (hydrargyre et iodure de potassium) qui s'attaquent à la cause de ces algies et la détruisent. Il leur donne la promptitude d'action qui leur manque.

— Expérimenté dans ces conditions, le chloral peut être administré jusqu'à la dose de *dix* grammes, sans qu'il en résulte aucun accident toxique sérieux.

— Le chloral possède des propriétés hypnotiques supérieures à celles de tous les autres agents connus jusqu'à ce jour. »

DEUXIÈME PARTIE

DES PÉRIOSTITES COSTO-CHONDRO-STERNALES. — DES NÉVRAL-
GIES THORACIQUES ET DE L'ASTHME SYMPTOMATIQUES DU
DÉBUT DE LA SYPHILIS.

I

Il n'est pas rare de voir le thorax devenir, comme la tête,
au début de la syphilis, le centre ou le foyer de névropathies
qui traduisent les premiers effets du virus sur l'economie. Beaucoup de syphilitiques se plaignent, en effet, de douleurs fixes et
irradiantes qui ont habituellement leur siége vers la partie
moyenne du sternum, et qui se propagent de là en divers sens,
mais principalement en arrière, le long du rebord des fausses
côtes. Comme les céphalées et les névralgies péricrâniennes,
ces algies thoraciques varient beaucoup dans leur intensité et
leur durée, depuis les douleurs rhumatoïdes vagues et fugaces
qui se promènent sur les parois thoraciques, jusqu'aux sternal-
gies continues fixes, accompagnées d'angoisse respiratoire et
d'un sentiment très-pénible de constriction dans la région
précordiale.

J'ai vu des malades qui éprouvaient, pendant la nuit, de véritables attaques d'*asthme* (1) qu'il était impossible de rapporter

---

(1) Il ne faut pas confondre l'asthme que je décris et qui appartient aux premières phases de la syphilis avec les attaques
d'asthme qu'on peut observer chez quelques syphilitiques dans le
cours de la maladie constitutionnelle. L'asthme du début de la syphilis ne peut être attribué qu'à elle. Il présente, on le verra, une
grande analogie avec la dyspnée prodromique des pyréxies. L'existence de l'asthme syphilitique tel qu'il est décrit par quelques au-

à une autre cause que la syphilis. De quel autre nom désigner le trouble qui se produit alors sous forme de crise dans les fonctions cardio-pulmonaires, indépendamment de toute lésion matérielle appréciable du poumon et du cœur? La gêne, la pesanteur, le malaise de la région précordiale se convertissent peu à peu en un sentiment de constriction, accompagné de cette angoisse, de cette anxiété respiratoires qui semblent rendre imminente la suffocation par manque d'air ou par faiblesse du muscle cardiaque, etc., etc.

Ces troubles respiratoires s'observent, du reste, dans la première période de beaucoup d'autres maladies qui, comme la syphilis, proviennent de l'intoxication de l'organisme par un principe morbide. Dans les varioles graves et même dans les varicloïdes légères, dans la suette miliaire, dans les scarlatines, le typhus, etc., ne voit-on pas, presque toujours au début, avant les déterminations cutanées, muqueuses et splanchniques, des dyspnées quelquefois atroces qui simulent des pneumonies profondes ou des congestions diffuses de l'appareil respiratoire?

Mais si l'on connaît les conditions pathologiques dans lesquelles se produisent ces sortes de névropathies cardio-pulmonaires, il est difficile d'en expliquer le mécanisme. Ce mécanisme est très-complexe dans la syphilis, et il n'est pas douteux que plusieurs éléments entrent en jeu et se combinent pour entraver le libre exercice des fonctions respiratoires.

---

teurs n'est rien moins que prouvé. Les observations de B. Bell, d'Ebrard et de quelques autres observateurs ne sont pas de nature à lever tous les doutes. J'en dirai autant de ce que Sandras écrivait en 1851 : « Les asthmes syphilitiques, dit-il, ont tout ensemble des caractères de l'asthme nerveux, en même temps que quelques signes pathognomoniques obligent de les attribuer à l'affection syphilitique. Tels sont le retour de l'asthme ou son alternation avec des douleurs ostéocopes, la présence de pustules, de tumeurs, d'ulcérations syphilitiques, avec la connaissance acquise qu'avant la syphilis il n'y avait pas d'apparence d'asthme... La syphilis occasionne d'autant plus ces asthmes, qu'elle est mêlée, ou par hérédité ou accidentellement, à un principe goutteux ou rhumatismal, c'est-à-dire quand elle arrive à sa période dite tertiaire ou constitutionnelle chez un sujet primitivement affecté de goutte irrégulière ou de rhumatismes chroniques... » (*Traité pratique des maladies nerveuses*, t. II, p. 103.)

Parmi les causes les moins hypothétiques de cette dyspnée nocturne des syphilitiques, il faut mettre au premier rang la sternalgie, les névralgies, costales et peut-être aussi un état morbide particulier des muscles intercostaux analogue à celui qui survient dans beaucoup d'autres muscles de l'économie sous l'influence de la syphilis.

Il ne me paraît pas irrationnel d'admettre aussi que le diaphragme peut subir l'action du virus syphilitique au même titre que le biceps, par exemple, ou les gastrocnémiens. Pourquoi ne serait-il pas comme eux le siége de ces douleurs crampoïdes qui infligent de si cruelles tortures aux syphilitiques pendant la nuit ? Étendez cette action jusqu'au muscle viscéral le plus important de l'économie, jusqu'au cœur, et vous aurez encore une autre cause de dyspnée d'une importance capitale. Enfin, il ne faut pas oublier que l'appareil nerveux cardio-pulmonaire peut, de même que les autres nerfs, ressentir à un plus ou moins haut degré les effets de l'intoxication spécifique. Ferai-je entrer aussi en ligne de compte, dans cette étiologie de l'asthme syphilitique, l'aglobulie, ou diminution des globules du sang ? Peut-être cette dyscrasie, qu'on croit si commune, ne l'est-elle pas autant qu'on se l'imagine ; peut-être aussi n'est-elle pas la seule ni la plus importante dans la syphilis. Mais ce n'est pas ici le lieu de soulever et de résoudre ces questions. Revenons aux névralgies sterno-costales.

II

Elles jouent assurément un rôle considérable dans la pathogénie des dyspnées syphilitiques, car elles les précèdent et se trouvent en général avec elles dans un rapport direct d'intensité. J'avais cru, sur la foi des auteurs, que ces névralgies sterno-costales appartenaient toutes à la classe des manifestations douloureuses de la syphilis, indépendantes de toute lésion matérielle appréciable. Mais ici, comme dans les céphalées et les névralgies crâniennes, l'observation m'a démontré que ces algies coïncident parfois avec des inflammations partielles du périoste, et même paraissent en dépendre. Après ce que j'ai dit sur les périostites précoces du péricrâne, il est inutile de m'étendre longuement sur les périostites qui se produisent à la surface des côtes, des cartilages et du sternum. Il existe entre ces deux lésions, au point de vue de l'époque d'apparition des symptômes, de la durée, de la terminaison, du processus, etc., une analogie telle qu'il est impossible de la méconnaître en lisant l'observation suivante :

Chancres infectants multiples après un mois et demi d'incubation. — Roséole au vingtième jour du chancre. — Costo-sternalgie très-intense. — Tumeurs périostiques situées sur les côtes et le sternum, point de départ des irradiations névralgiformes; leur guérison au bout d'un mois et au soixante-dix-huitième jour du chancre. — Myalgies. — Persistance des accidents secondaires.

R..., 25 ans, serrurier, entré dans mon service à l'hôpital du Midi, le 29 décembre 1869, salle 6, n° 5, grand, vigoureusement constitué, bonne santé habituelle; aucune maladie constitutionnelle ou accidentelle. Quelques blennorrhagies.

Dans les premiers jours d'octobre 1869, coït après une continence de quatre mois; deux jours après, blennorrhagie; un mois et demi après seulement, apparition de chancres infectants au nombre de quatre : l'un au méat, deux dans la rainure, et un sur le fourreau.

8 décembre (vingtième jour des chancres, deux mois après la contamination). — Roséole érythémateuse et croûtes dans les cheveux. Vers le milieu de décembre, points de côté occupant vaguement presque toute la moitié droite antérieure du thorax. Gène des mouvements respiratoires. Sensation de poids, de constriction sur la région sternale, surtout pendant la nuit. Presque en même temps, crampes dans les membres inférieurs, principalement dans les mollets, à partir de la région poplitée jusqu'au tendon d'Achille.

Le 4 janvier 1870, je constatai chez ce malade, dans la région costo-sternale, à droite et à gauche, l'existence de tumeurs périostiques très-douloureuses, au-dessus desquelles la peau, qui était saine, glissait facilement. Elles étaient situées sur la surface externe des côtes ou des cartilages, de la grosseur d'un pois, un peu dures, très-sensibles à la pression. L'irradiation douloureuse dont elles étaient le centre parcourait les espaces intercostaux d'avant en arrière.

11 janvier. — Outre quelques-unes des petites tumeurs sus-indiquées, il existe encore, sur le côté droit du sternum et l'extrémité antérieure des cinquième et sixième côtes, à quatre travers
de doigt en dessus du mamelon droit, une élevure périostique diffuse, large comme une pièce de 2 francs, très-sensible à la pression, sur laquelle glisse la peau, qui ne présente à son niveau
aucune modification. A partir de cette tumeur, irridiations névralgiformes, surtout nocturnes.

A cette époque (cinquante-huitième jour des chancres), santé générale peu altérée. Induration diffuse du prépuce et du méat. Adénopathie inguino-cervicale. Roséole érythémateuse confluente, avec
quelques papules plates. (Proto-iodure.)

A la fin de janvier (soixante-dix-huitième jour des chancres), les
périostoses sterno-costales et la costo-sternalgie disparurent complétement, après avoir duré environ un mois. Les accidents secondaires furent graves et opiniâtres : persistance singulière de la ro
séole, plaques muqueuses, faiblesse générale, alopécie, myalgies
nocturnes. Laryngopathie, insomnie, etc.

On voit qu'ici l'incubation des accidents consécutifs n'a été
que de vingt jours, tandis que celle de l'accident primitif a duré
deux mois et demi. On remarquera qu'au moment de l'invasion des symptômes généraux, comme plus tard, le malade a
été tourmenté par des myalgies. La dyspnée nocturne qu'il
éprouvait ne pourrait-elle pas dépendre, en partie du moins,
d'une myalgie diaphragmatique et cardiaque? Toujours est-il
que la sternalgie et les névralgies thoraciques n'ont pas été
étrangères à sa production. Or ces phénomènes douloureux qui
sont survenus en même temps que la roséole, vers le vingt-
cinquième ou le trentième jour des chancres, ont coïncidé avec
une poussée de petites tumeurs périostiques sur les côtes et le
sternum. Ces tumeurs fixes, dures, n'ayant aucune connexion
avec la peau, siégeaient manifestement dans le périoste. Elles
ont commencé à peu près en même temps que les douleurs, ont
disparu avec elles sans laisser de traces, et se sont comportées
en tout de la même façon que les tumeurs péricrâniennes. Aussi
ont-elles la même signification pathogénique et diagnostique, et
réclament-elles le même traitement.

J'avais constaté depuis longtemps l'existence de ces tumeurs périostiques du sternum et des côtes, au début des premiers accidents constitutionnels de la syphilis, lorsque, dernièrement, je lus un article du docteur H. Critchley Brodrick (1), médecin à Indore (Indes-Orientales), *Sur la valeur de la sensibilité sous-sternale comme signe diagnostique de la vérole*, où le fait est soupçonné sans être péremptoirement démontré. D'après l'auteur, en explorant méthodiquement par la pression la sensibilité du sternum, on trouve généralement, vers le tiers inférieur de l'os, un endroit dans lequel cette exploration provoque une douleur très-vive, sans que d'ailleurs l'attention du malade eût été dirigée précédemment sur ce point par aucune sensation douloureuse spontanée. Chez quelques sujets, le point sensible existe au niveau du tiers supérieur du sternum, tandis qu'on ne le rencontre presque jamais dans le tiers moyen. M. Brodrick suppose que cette sensibilité tient à une périostite très-limitée et de médiocre intensité.

---

(1) *Madras medical Press, and Dublin medical Press*, 4 novembre 1863.

TROISIÈME PARTIE

DES PÉRIOSTOSES ET DES EXOSTOSES PRÉCOCES DU TIBIA, DU CUBITUS, DE LA CLAVICULE, DU MAXILLAIRE INFÉRIEUR, ETC.

I

Quelques pathologistes d'une grande valeur, parmi lesquels je compte mon excellent maître, M. Cullerier, établissent comme une règle que l'apparition des accidents tertiaires est toujours précédée par une poussée de phénomènes morbides appartenant à la catégorie des accidents secondaires. « Quand on voit, dit M. Cullerier (1), une maladie soit des os, exostose, nécrose ou carie, soit du tissu fibreux ou du tissu cellulaire, périostose, gomme, nodus, toutes affections désignées sous le nom de symptômes tertiaires, on trouve toujours un symptôme intermédiaire entre la maladie actuelle et l'accident primitif; symptôme intermédiaire caractérisé par une éruption cutanée, une syphilide, ou par l'ulcération de la muqueuse de la bouche et plus souvent de celle de la gorge, maladies des muqueuses qui remplacent alors celles de la peau et qui d'ailleurs sont de même nature.... »

« Souvent, ajoute plus loin M. Cullerier, on voit une apparence d'interversion dans la manifestation des symptômes; ainsi, par exemple, une syphilide après ou en même temps qu'une exostose. Cela est vrai, mais ne prouve pas contre ma manière

---

(1) Cullerier, *Mémoire sur l'évolution de la syphilis* (*Archives générales de médecine*, février 1845).

de voir, car avant l'exostose il y a eu certainement, ou une maladie de la peau ou une maladie des muqueuses, maladies dont l'élément spécifique n'ayant pas été combattu ou ne l'ayant pas été suffisamment, s'est porté sur les organes profonds, tout en se montrant encore aux parties qu'il avait d'abord attaquées, et, dans ces cas exceptionnels, c'est l'accident tertiaire qui prédomine. »

Je crois, en effet, que, dans la grande majorité des cas, les choses se passent de la façon qu'indique M. Cullérier. Cependant il y a des exceptions à cette règle. On a vu déjà dans ce mémoire et on va voir des faits qui prouvent de la manière la plus évidente que les accidents tertiaires précoces peuvent être la première manifestation de la syphilis, se montrer avant les accidents secondaires et à une époque extrêmement rapprochée du chancre.

L'observation suivante en est un exemple. Je l'ai rapportée avec quelques détails parce qu'elle me paraît présenter, à ce point de vue et à quelques autres, des particularités d'un véritable intérêt. On objectera que c'est un fait exceptionnel. Je l'accorde. Mais c'est précisément parce qu'il est exceptionnel qu'il en faut tenir grand compte et l'étudier avec d'autant plus d'attention.

Obs. VII. — *Balano-posthite infectante survenue chez un jeune homme de 19 ans, habituellement très-bien portant, un mois après son premier coït. — Au quarante-cinquième jour de la contagion, douleurs vives dans le tibia, suivies, au bout de trente-six ou quarante-huit heures, de l'apparition spontanée d'une tumeur osseuse. — Claudication causée par cette péri-exostose tibiale. — Altération de la santé générale. — Au soixante-neuvième jour de la contagion, apparition d'une roséole érythémateuse bien caractérisée. — Au quatre-vingtième jour de la contagion, affaissement progressif et disparition de la tumeur tibiale. — Quatre mois et demi après la contagion, plaques muqueuses des lèvres et du prépuce. Syphilis papuleuse plate, discrète.*

M. Édouard L..., âgé de 19 ans, fondeur, entré le 7 août 1869 dans mon service à l'hôpital du Midi, salle 7, n° 113, se porte habituellement très-bien, quoique d'un tempérament un peu lymphatique. Je ne découvre dans ses antécédents aucune manifestation morbide diathésique ou accidentelle.

Il n'a jamais eu d'autre maladie vénérienne que celle qu'il présente actuellement et qu'il a contractée vers le 10 ou le 12 juin dernier avec une femme en carte rencontrée au bal des Amandiers. C'était la première femme qu'il voyait.

Au bout d'un mois, il survint sur le prépuce et le gland une rougeur diffuse, bientôt suivie de phimosis avec œdème dur du tissu cellulaire de la verge, et engorgement indolent des ganglions inguinaux.

Le 25 juillet (45 jours environ après la contagion, 15e jour à partir du chancre), le malade ressentit une douleur dans la jambe droite et constata l'existence, sur la face antérieure du tibia, vers sa partie moyenne, d'une tuméfaction dure, sensible au toucher, sur laquelle glissait facilement la peau, qui ne présentait à ce niveau aucun changement de consistance et de couleur. Il fut d'autant plus surpris de l'apparition de cet accident, qu'il avait la certitude de n'avoir subi l'action d'aucune cause traumatique capable de le produire.

Cette tumeur, survenue spontanément, augmenta peu à peu et devint de plus en plus douloureuse, au point de gêner la marche et de causer de la claudication. La santé générale commençait à s'altérer; le malade devenait faible et maigrissait. Il se décida à entrer à l'hôpital.

Le 10 août (soixantième jour de la contagion, un mois après le chancre), je constatai chez lui l'état suivant: double pléiade ganglionnaire dure et indolente dans les aines. Phimosis incomplet produit par l'induration et le rétrécissement du limbe du prépuce. Quand on découvre le gland, on ne trouve sur la muqueuse préputiale que deux ou trois plaques rouges recouvertes d'épithélium, et reposant sur des tissus épaissis; deux de ces rougeurs sont situées de chaque côté du filet; il n'existe actuellement aucune sécrétion morbide; la balano-posthite chancreuse est à peu près guérie.

État général de faiblesse; amaigrissement. Pas de teinte cachectique.

La peau est saine; il n'existe que quelques petites papules très-discrètes et de nature fort douteuse sur la partie antérieure de l'abdomen et de la poitrine. Rien du côté des muqueuses. Quelques ganglions cervicaux sans croûtes dans les cheveux. Pas de troubles de la sensibilité autres que les douleurs siégeant au niveau de la tumeur tibiale. Cette douleur a précédé la tuméfaction.

C'est sur la face antéro-interne et le bord antérieur du tibia, à 11 centimètres de l'extrémité supérieure de cet os que siége la tu-

meur. Elle mesure 4 centimètres et demi transversalement et 4 à
peu près de haut en bas ; sa saillie est de 1 centimètre environ au-
dessus des parties voisines, sur lesquelles elle se perd insensiblement. D'une dureté presque osseuse, sans œdème ni inflammation
périphérique, elle paraît faire corps avec l'os et être constituée par
la même substance. La peau qui la recouvre est saine et mobile.
Depuis les premiers jours de son apparition, les douleurs dont elle
est le siége n'ont ni augmenté ni diminué ; elles sont lancinantes,
paroxystiques, augmentées par la marche, irradiantes, non pas du
côté du pied, mais en haut, jusque vers la partie moyenne de la
cuisse ; elles causent de la claudication ; le malade ne peut descen-
dre ou monter que difficilement les escaliers ; il éprouve dans tout
le membre correspondant, mais surtout dans le genou, un engourdissement que la marche dissipe peu à peu. Cette tumeur est sta-
tionnaire depuis quelque jours. Au début, elle a augmenté rapidement, sans être jamais accompagnée d'aucun phénomène inflammatoire. (Bains sulfureux, vin de quinquina, cataplasmes.)

12 août. — Le malade a éprouvé pendant trois ou quatre jours
des accès de fièvre quotidiens, sans frissons, vers six heures du soir.
Ces accès duraient deux heures environ et étaient accompagnés
d'une céphalalgie frontale très-vive. Ils ont disparu spontanément.
La tumeur tibiale est toujours dans le même état.

Je prescris *deux* grammes d'iodure de potassium et *six* centigrammes de protoiodure.

17 août. — Le traitement est bien toléré. Le volume de la tumeur
n'a pas diminué. Claudication. Pendant le décubitus, le soir, il survient des élancements très-douloureux, qui partent du tibia et remontent le long de la face antérieure de la cuisse jusqu'à l'aine.
Adénopathie inguinale double très-volumineuse.

Le 19 août (69e jour de la contagion, 39e du chancre), apparition
sur le tronc d'une roséole érythémateuse bien caractérisée. Pas de
diminution notable de la tumeur.

Du 20 août au 3 septembre, jour de sa sortie, on fit badigeonner
la tumeur deux fois par jour avec de la teinture d'iode, et on con-
tinua le traitement mixte ci-dessus indiqué, mais avec *un* gramme
en plus d'iodure de potassium. La tumeur diminua peu à peu et
disparut presque complétement, excepté au niveau de la crète du
tibia, où les douleurs persistaient toujours sous forme d'irradiations
remontant jusqu'à l'aine.

Huit jours après sa sortie, le malade vit une femme. Il en résulta
des ulcérations du limbe du prépuce ressemblant à des plaques

muqueuses et non suivies de bubons inflammatoires. Sur la peau étaient survenues quelques papules plates et larges, dont une située sur la peau de la lèvre inférieure. Il existait un prurigo très-violent.

Tous ces accidents déterminèrent le malade à rentrer dans mon service vers les derniers jours de septembre. Sous l'influence de cautérisations légères, les ulcérations préputiales furent rapidement guéries. Il n'en fut pas de même des papules de la peau et du prurigo.

Le 4 octobre (84e jour du chancre), je notai l'état suivant : adénopathie multiple aux aines et au cou. Guérison des ulcérations du prépuce. Persistance du prurigo et de quelques papules de la peau, qui tendent à l'humidité et à l'ulcération. L'exostose tibiale a presque complétement disparu ; cependant il existe une légère saillie à son niveau et la crête du tibia est notablement épaissie. Raideur dans tout le membre correspondant. Claudication qui disparaît dans la journée. Pas de douleurs nocturnes. Après une marche ou un repos prolongés, il se manifeste spontanément des douleurs qui remontent jusqu'à l'aine, le long du nerf crural. Alopécie, céphalée nocturne sus-orbitaire commençant à six heures et durant jusqu'au sommeil. Aucune autre lésion osseuse. Plaques muqueuses de la lèvre inférieure. Santé générale assez bonne.

Je n'ai pas revu ce malade.

Les débuts de ce jeune malade dans la vie sexuelle ont été vraiment déplorables. La première femme qu'il voit lui donne une balano-posthite infectante, qui se déclare au bout d'un mois. *Quinze jours* seulement après cet accident primitif survient la périostose de la face antérieure du tibia, sans aucune manifestation syphilitique sur la peau ni sur les muqueuses. Un mois après l'apparition du chancre, le malade a des accès de fièvre irrégulière, du malaise général, de la courbature, de la céphalalgie ; et ces phénomènes morbides, qu'on peut considérer comme prodromiques, sont suivis, au bout de six ou sept jours, d'une roséole érythémateuse, puis de plaques muqueuses, etc.

Ainsi, dans ce fait, d'une précision remarquable, *un accident tertiaire des mieux caractérisés s'est montré quinze jours après l'apparition du chancre infectant, et vingt-deux jours avant la roséole.*

On ne pourra pas accuser le traitement d'avoir interverti l'enchaînement des manifestations et d'être la cause de ce beau désordre (1), puisqu'il n'a été institué qu'au quinzième jour de la tumeur du tibia.

D'un autre côté, on ne trouve, dans les antécédents du malade, ni dans son tempérament, ni dans sa constitution, ni dans ses habitudes, aucune circonstance pathologique ou autre qui puisse fournir même un semblant d'explication à une pareille anomalie. Quand je dis anomalie, c'est au point de vue de la rareté du phénomène que je l'entends ; car je ne connais aucune loi physiologique et organique de l'économie qui empêche un virus, dont la diffusion et la pénétration sont générales et simultanées, de se manifester sur un point plutôt que sur un autre.

I

Je n'ai trouvé dans les auteurs qu'un seul cas analogue à celui qu'on vient de lire et tout aussi authentique. Il a été observé par Vidal de Cassis (2). « Je possède, dit-il, l'observation complète d'une périostite de la clavicule, qui est remarquable sous plusieurs rapports : par la rapidité avec laquelle elle s'est établie après l'apparition du chancre, par l'absence des accidents du côté du tégument et par le caractère fortement inflammatoire de la lésion, qui nous a obligé d'employer des antiphlogistiques très-largement. »

Je vais résumer cette observation et la comparer avec la mienne :

Chancres infectants multiples à forme phagédénique, ayant débuté le 3 décembre 1854, guéris au bout d'un mois, et traités vers le milieu de leur durée par des pilules de Dupuytren.

Le 28 décembre (25e jour du chancre), sans syphilide préalable,

___

(1) M. Ricord pense, à tort selon moi, que le traitement exerce sur l'évolution des accidents syphilitiques une action perturbatrice, qu'il formule avec plus d'esprit que d'exactitude par le vers suivant :

Souvent un beau désordre est un effet de l'art.

(2) Vidal de Cassis : *Traité des maladies vénériennes*, 2e édit., p. 479-480.

douleurs dans la clavicule droite, devenues rapidement d'une violence extrême. — Gonflement de l'os, depuis l'articulation sterno-claviculaire jusqu'à la réunion des deux tiers internes avec le tiers externe. La peau qui recouvre cette tumeur, dont l'épaisseur est double de celle de l'os, ne présente aucun changement de coloration. (Iodure de potassium, sangsues, etc.)

Au bout de treize jours, diminution notable des douleurs et du volume de la tumeur.

Après une exacerbation qui nécessita une nouvelle application de sangsues et des onctions mercurielles sur l'articulation sterno-claviculaire, le malade fut complétement guéri à la fin de février 1855.

Ainsi, dans l'observation de Vidal, c'est le *vingt-cinquième jour* du chancre infectant que se déclare la périostite de la clavicule droite, dont la durée est à peu près de un mois, et qui, après une exacerbation assez vive, est définitivement guérie à la fin de février, c'est-à-dire deux mois après son début. Lorsque le malade est sorti de l'hôpital, il n'avait pas encore eu de manifestations syphilitiques du côté de la peau et des muqueuses, et cependant trois mois s'étaient écoulés depuis l'apparition de l'accident primitif. Il est regrettable que ce malade n'ait pas été observé plus longtemps, afin de savoir à quel ordre d'accidents appartenaient ceux qui ont succédé à la périostite claviculaire ; car il est peu probable que l'action du virus se soit bornée chez lui à cette manifestation.

Étudions maintenant, dans ces deux cas, les particularités qu'ont présentées les péri-exostoses (1). Dans le cas de Vidal, bien que l'affection claviculaire ait été moins précoce de dix jours que la tumeur tibiale de mon observation, son processus a été beaucoup plus actif et plus inflammatoire. Il s'agissait réellement d'une périostite qui a nécessité un traitement antiphlogistique énergique, et qui même, après une première guérison, a récidivé en présentant la même acuité. L'os ne paraît pas avoir été atteint ; la lésion est restée confinée dans le périoste, et, malgré la vivacité de l'inflammation, le tissu cellulaire sous-cu-

____

(1) Je désigne par ce mot composé ces sortes d'affections syphilitiques qui intéressent tout à la fois le périoste et l'os.

tané et la peau n'ont pas été envahis par de l'œdème ou des exsudats. La durée de cette périostite a été courte puisque au bout de deux mois la guérison complète avait été obtenue par un traitement externe antiphlogistique et par l'administration de doses élevées d'iodure de potassium (*quatre* grammes par jour).

Chez mon malade, le processus, quoique moins aigu, a été assez rapide au début, puisque, en moins de quinze jours, la tumeur avait acquis tout son développement et sa plus grande dimension, qui était de 4 centimètres carrés à peu près. La peau et le tissu cellulaire sont restés intacts pendant toute la durée de l'affection. Cette durée a été de trente-sept jours environ. La douleur locale était peu vive ; mais des douleurs lancinantes, paroxystiques poussaient des irradiations dans la cuisse et causaient de la claudication. La tumeur était d'une dureté osseuse ; aussi je crois que la face antérieure du tibia, aussi bien que le périoste, était atteinte ; et ce qui prouverait bien qu'il en était ainsi, c'est que, après la guérison et la disparition de la tumeur, la crête de l'os a présenté une petite bosselure et un peu d'épaississement. Quoique je n'aie pas eu recours à un traitement général et local actifs, la fonte de cette tumeur a été plus rapide que je ne l'espérais. Comme elle avait été indolente dès le début et n'avait présenté pendant toute sa durée aucun phénomène inflammatoire, je craignais, en effet, qu'elle fût lente à se résoudre. Il n'en a pas été ainsi. Quant aux manifestations cutanées et muqueuses, elles n'ont pas différé de celles qu'on observe dans la syphilis de moyenne intensité ; mais, dès l'apparition de la tumeur, la santé générale avait été assez vivement touchée.

III

Dans l'observation suivante, la périostose du tibia est loin d'avoir été aussi précoce que dans la précédente, puisqu'elle ne s'est montrée qu'au quatre-vingt-quinzième jour du chancre. Elle a été postérieure à l'invasion des accidents cutanés ; mais elle a précédé de quelques jours un sarcocèle syphilitique, c'est-à-dire une manifestation syphilitique qu'on est convenu de considérer, bien à tort selon moi, comme un *accident de transition* entre les accidents secondaires et les accidents tertiaires.

OBS. VII. — *Chancre induré et infectant du sillon balano-préputial sur-venu, après dix jours d'incubation, chez un jeune homme de 24 ans, habituellement bien portant.— Quarante jours après la contagion, ro-séole papuleuse discrète, suivie, au bout d'un mois, de rupia sur les jam-bes. — Trois mois et demi après la contagion, apparition presque si-multanée d'une péri-exostose sur la face antérieure du tibia droit, et d'un engorgement syphilitique du testicule et de l'épididyme du côté gauche. — Traitement par le proto-iodure d'hydrargyre et l'iodure de potassium.— Guérison des accidents secondaires et tertiaires au bout de deux mois.*

M. L. L..., âgé de 24 ans, marchand des quatre saisons, d'une bonne santé habituelle et d'un tempérament lymphatique, entra dans mon service, à l'hôpital du Midi, le 22 mai 1869, salle 8, n° 1. On ne trouvait dans ses antécédents aucune manifestation scrofu-leuse, rhumatismale ou herpétique bien caractérisée. Il avait eu à 11 ans (1) une première blennorrhagie contractée avec une fille du même âge que lui; il en avait eu une seconde à l'âge de 19 ans. Toutes les deux avaient été très-bénignes et de peu de durée. Pas de chancres.

Vers le 20 février, il eut commerce avec une chiffonnière demeu-rant à Montmartre. Dix jours après apparaissait dans le sillon ba-lano-préputial, à gauche, un chancre infectant, suivi d'une pléiade ganglionnaire, dure et indolente, dans l'aine du côté opposé.

Dans les premiers jours d'avril (40e jour de la contagion, 30e jour du chancre), roséole papuleuse discrète. Invasion d'accidents géné-raux caractérisés par de la faiblesse, de l'amaigrissement et de la décoloration des téguments.

La roséole papuleuse n'avait pas encore disparu, lorsqu'il survint quelques pustules de rupia sur les jambes.

____

(1) Les exemples de cette précocité sexuelle ne sont pas rares à Paris. J'ai soigné, à ma consultation de l'hôpital du Midi, un enfant de 10 ou 12 ans qui avait contracté des chancres infectants avec une marchande de mouron, dans la campagne de Bicêtre. Je donne des soins en ce moment à un gamin de 10 ans qui a contracté, je ne sais comment, un chancre syphilitique sur la cuisse gauche, et qui a eu des plaques muqueuses sur le prépuce, à l'anus et sur les lèvres. Cet enfant a communiqué la syphilis à sa sœur, âgée de 9 ans, par le coït rectal.

Le 8 juin, *c'est-à-dire trois mois et demi* juste après la contagion (95 jours après le chancre), le malade éprouva des douleurs dans le tibia droit et s'aperçut d'une tuméfaction diffuse sur la face anté-rieure de cet os.

Le 16 du même mois, quoiqu'il n'eût pas trace d'écoulement blennorrhagique, le testicule gauche devint le siége d'une sensa-tion gênante plutôt que douloureuse, de pesanteur et d'engourdis-sement, et, à partir de ce moment, il augmenta assez rapidement de volume.

Voici quel était l'état de ce malade le 22 juin (4e mois de la con-tagion) : Teint chloro-anémique; pas de souffle au cœur, ni dans les vaisseaux. Maigreur, faiblesse générale. Alopécie, croûtes sur le cuir chevelu. Ganglions spécifiquement indurés, d'un volume énorme derrière le cou et aux deux angles de la mâchoire infé-rieure. Roséole papuleuse discrète en voie de guérison sur le tronc. Sur la moitié inférieure de chaque jambe existaient quelques croûtes de rupia larges au plus comme une pièce de 50 centimes. Rien du côté des muqueuses.

Au niveau du pli du coude, du côté droit, il y avait une douleur très-vive, sans aucune altération de l'articulation et des parties pé-riphériques.

La tuméfaction qui s'était développée sur la face antéro-interne du tibia droit présentait une longueur de 6 centimètres et dépassait de 2 centimètres le bord interne et postérieur de l'os ; elle était élevée d'un 1/2 centimètre environ au dessus de la surface osseuse sur laquelle ses bords se perdaient insensiblement. La peau qui la recouvrait ne présentait aucun changement de couleur ; mais le tissu cellulaire sous-cutané était un peu œdématié. Elle était dure au toucher, très-sensible à la pression, et parcourue par des dou-leurs assez vives pour empêcher quelquefois la station debout pro-longée. Des douleurs ostéocopes existaient aussi dans la jambe du côté opposé, quoiqu'il n'y eût aucune tuméfaction périostique.

La tumeur testiculaire était constituée par l'épididyme et le tes-ticule, unis si intimement qu'il était impossible de les distinguer l'un de l'autre. Sa surface était lisse. Elle avait la forme d'une poire et le volume d'un œuf de dinde. Elle se terminait à sa pointe par le cordon, qui était un peu plus gros qu'à l'état normal. La vaginale et les autres enveloppes de l'organe étaient intactes. Quand on pressait cette tumeur, qui était lourde et très-consistante, on ne provoquait que peu de douleur. Pas de douleurs spontanées ni irradiantes.

L'induration chancreuse située dans la moitié gauche du sillon balano-préputial était encore très-volumineuse.

Le malade prenait *dix* centigrammes de protoiodure depuis un mois; je fis ajouter à ce traitement *deux* grammes d'iodure de potassium.

Le 1er juillet, la tumeur du testicule avait un peu diminué. La péri-exostose du tibia paraissait aussi en voie de décroissance. Diminution notable des douleurs ostéocopes.

Le 6 juillet, la tumeur du testicule, au lieu d'être piriforme, était ovoïde comme l'organe à l'état normal; elle avait diminué d'un demi-centimètre. Derrière elle, commençait à se détacher l'épididyme. Indolence complète. Diminution également très-notable de la tumeur tibiale. Les ulcérations des jambes se cicatrisaient rapidement. Plus de douleur, même au niveau de la tumeur. Amélioration très-considérable. (*Deux* grammes d'iodure de potassium.)

Le 29 juillet, le testicule et l'épididyme étaient revenus complétement à leur état normal, et la tumeur du tibia avait disparu; il ne restait qu'un petit renflement, à ce niveau, au bord interne de cet os. Cicatrisation des ulcérations cutanées. Plus de douleurs. Gonflement toujours très-considérable des ganglions maxillaires. Rien du côté des muqueuses.

Le malade sortit de l'hôpital guéri de tous ses accidents secondaires et tertiaires.

Dans le cas précédent, l'incubation des accidents primitifs a été de dix jours, celle des manifestations cutanées de trente jours, et celle de la péri-exostose tibiale de quatre-vingt-quinze jours (1). L'apparition de ce dernier accident, quoique très-prématurée, n'a donc pas été exceptionnellement précoce; elle a eu lieu cependant à une époque où il n'est pas commun de l'observer.

La durée de la tumeur tibiale a été de quarante jours environ; son processus était indolent plutôt qu'actif. La résolution a été facile, et il n'est resté qu'une légère tuméfaction du bord interne du tibia, attestant que l'os lui-même avait été un peu intéressé.

Quant à la syphilis de cet individu, envisagée dans l'ensemble

---

(1) Par incubation des accidents consécutifs de la syphilis, je désigne le temps qui s'écoule entre le début du chancre et l'apparition de chaque catégorie de manifestations.

de ses manifestations, elle était évidemment sérieuse, puisque dès le début des accidents consécutifs, il y a eu une éruption de rupia sur les jambes, et que, quelques jours après l'apparition de la péri-exostose tibiale, le testicule gauche est devenu le siége d'un sarcocèle syphilitique. Il est vrai de dire que toutes ces manifestations, accumulées dans un espace de temps peu considé'able, ont guéri très-facilement.

Ce malade était traité depuis un mois par le protoiodure, quand il a été atteint de la péri-exostose tib ale ; un anti-mercurialiste ne manquerait pas de dire : « Voilà les effets du mercure ! Une pareille affection ne serait jamais survenue au quatre-vingt-quinzième jour d'un chancre infectant, si vous n'aviez pas administré l'hydrargyre ! » Et c'est avec des raisonnements de cette force que toute une école a rendu le traitement mercuriel responsable des accidents tertiaires, et particulièrement de ceux qui siégent sur le périoste et sur les os !

IV

Les affections précoces du système osseux ne sont pas toujours fugaces ; elles résistent quelquefois au traitement et ne sont jamais complétement guéries. D'autres fois elles récidivent avec une facilité désespérante. Le cas suivant en est un exemple.

Obs. IX. — *Au deuxième mois du chancre, avant l'apparition des accidents secondaires, début d'une affection osseuse de l'extrémité supérieure du cubitus. — Traitement très-régulier ; cependant, au bout de trois ans, exostose de l'extrémité interne de la clavicule gauche et d'une des côtes droites. — Pas de guérison complète. — Alternatives de mieux et de plus mal.*

M. G..., âgé de 40 ans, grand, vigoureux, bien constitué, d'une bonne santé habituelle, n'ayant jamais eu aucune maladie, contracta en 1867, vers le mois de mars, une blennorrhagie accompagnée, vers la troisième ou la quatrième semaine, de chancres balano-préputiaux.

Deux mois après l'apparition des chancres, douleur très-vive, sans tuméfaction et sans modification de la peau, un peu au-dessous de l'olécrâne du côté droit. Cette douleur était extrêmement vive et exaspérée par la pression, plus forte la nuit que le jour, avec des irradiations névralgiformes dans tout l'avant-bras et un affaiblissement notable des forces musculaires. Cet accident, tout local, puisqu'il n'existait pas de douleurs dans d'autres points du système osseux, était survenu sans cause extérieure et antérieurement aux manifestations secondaires. Peu à peu, la lésion périosto-osseuse, imperceptible au début, s'est accusée par une tuméfaction considérable de toute l'extrémité supérieure du cubitus; au bout de dix mois, elle avait atteint tout son développement.

Le malade eut ensuite des maux de gorge, des plaques muqueuses buccales et balano-préputiales, mais peu ou pas d'affection cutanée.

Au bout de trois ans, douleur et tuméfaction de l'extrémité interne de la clavicule gauche. Plus tard, périostose sur l'une des côtes droites, qui n'a duré que deux mois.

Pas de phénomènes nerveux graves. Rien du côté des organes splanchniques.

Depuis le début de la syphilis, le malade a suivi un traitement régulier et ne l'a jamais interrompu : il a pris plus de 500 pilules de proto-iodure; plus de 1 kilo, dit-il, d'iodure de potassium, qui a toujours été très-efficace pour arrêter les douleurs, mais n'a pas empêché les récidives.

Aussi, malgré tous ces soins, le 27 mars 1872 (5ᵉ année de la syphilis), il existait une tuméfaction diffuse de toute l'extrémité supérieure du cubitus, à la base de l'olécrâne, avec sensibilité à la pression et douleurs spontanées disparaissant par l'usage de l'iodure de potassium et revenant quand on le cessait. Pas de rougeurs cutanées ni d'empâtement des tissus situés au niveau de l'exostose.

Extrémité claviculaire gauche doublée de volume et douloureuse à la pression, bien que là, comme dans l'exostose cubitale, le processus actif paraisse s'être arrêté.

Aucune autre lésion.

Les phénomènes sus-indiqués n'ont jamais disparu complétement; il s'est présenté plusieurs alternatives de mieux et de plus mal. La dose d'iodure donnée chaque jour n'a jamais dépassé, dit-il, 1 gramme par jour. Quand le malade se fit traiter par moi, j'en élevais rapidement la dose, et je lui en prescrivis sans inconvénient 6 ou 7 grammes par jour. Au bout de deux semaines, il existait une amélioration notable; les douleurs avaient disparu et les tumeurs cubitale et claviculaire diminué de volume.

J'ai perdu ce malade de vue.

On voit que la maladie périosto-osseuse a suivi dès le début une marche chronique. Elle a été lente à se développer et à disparaître dans l'olécrâne ; puis elle s'y est reproduite. Au bout de trois ans, l'extremité interne de la clavicule est devenue malade, ainsi qu'une des côtes. Enfin, à la cinquième année de la syphilis, les lésions osseuses persistaient encore, malgré qu'un traitement mixte fût suivi depuis longtemps avec persévérance.

Quoique l'iodure de potassium soit doué d'une vertu curative incontestable contre certaines manifestations de la syphilis, il faut reconnaître que, comme le mercure, il trouve des cas réfractaires. En outre, quelques cas qu'il m'a été permis d'observer m'ont mis en garde contre son efficacité préventive, que j'ai trouvée trop souvent en défaut. J'ai vu, en effet, se produire, pendant qu'on l'administrait, les lésions dont il avait pour but d'empêcher l'apparition.

V

Dans les deux observations suivantes, la lésion, que je considère comme tertiaire, ne paraissait pas occuper exclusivement le périoste de l'os sous-jacent, c'était une tumeur située sur la partie postéro-interne du tibia, entre l'os et les muscles de la région postérieure de la jambe, auxquels elle semblait adhérer.

Obs. X. — *Chancre infectant.* — *Au bout de quatre semaines, tumeur de nature syphilitique entre le tibia et les muscles postérieurs de la jambe droite. — Au bout de cinq semaines, apparition d'une roséole exanthématique, etc.— Guérison de la tumeur en six semaines.*

M. Ch.... (Jean), âgé de 28 ans, charcutier, entré le 29 janvier 1870 dans mon service, à l'hôpital du Midi, salle 8, n° 1, est grand, blond, fortement constitué, se porte habituellement bien et ne présente dans ses antécédents aucune trace de maladie générale ou locale, héréditaire ou acquise.

Première blennorrhagie en 1863 ; deuxième en 1867. Apparition d'un chancre infectant dans la semaine de Noël de l'année 1869.

Quatre semaines après, c'est-à-dire vers le milieu de janvier 1870, il lui survint une douleur vive et profonde dans la jambe droite, accompagnée de tuméfaction diffuse. Plus violente la nuit que le jour, cette douleur était irrégulièrement paroxystique, avec des irradiations dans tout le segment du membre inférieur ; elle gênait la marche et empêchait parfois le malade de travailler.

Dix jours environ après l'apparition de la douleur, éruption d'une roséole confluente mixte, composée de taches érythémateuses et de quelques papules plates.

Vers le 30 janvier, douleurs dans le coude droit, empêchant l'extension complète, et se propageant le long du bord externe du biceps.

État du malade le 3 février (6⁰ semaine du chancre). — La santé générale a été atteinte : faiblesse, étourdissements, éblouissements, petite plaque indurée sur la face dorsale du prépuce, résultant de la cicatrisation du chancre ; adénopathie cervico-inguinale ; roséole érythémato-papuleuse.

Il existe vers le tiers supérieur du tibia droit, à 4 centimètres au-dessous de sa tubérosité et sur son bord interne, une tuméfaction circonscrite, douloureuse, indépendante de la peau qui glisse facilement au-dessus, et dont cependant le tissu cellulaire sous-cutané est œdématié. Cette tuméfaction s'enfonce dans la partie interne des muscles du mollet. La pression exercée sur ces masses musculaires est très-douloureuse. La marche est pénible. Pas de cause traumatique.

Extension incomplète de l'avant-bras droit sur le bras. Tension du tendon du biceps, qui paraît sain, ainsi que les autres muscles. (Traitement : *un* gramme d'iodure de potassium ; pilules de proto-iodure.)

21 février. — Effacement presque complet de la tumeur jambière. Douleur à la pression dans les muscles du mollet. Persistance de la roséole.

1ᵉʳ mars. — Plus de douleur dans les muscles de la jambe. Encore un peu d'empâtement au niveau de la tumeur, sur le bord interne du tibia. Pâleur de l'éruption, etc.

Le malade sort le 4 mars, incomplétement guéri.

Il est probable que cette tumeur avait son point de départ dans le périoste et qu'elle avait gagné le tissu cellulaire adjacent qui sépare les différentes couches de muscles de la région postérieure de la jambe. Il est probable aussi qu'elle était constituée par une hyperplasie conjonctive, comme le sont du reste la plupart des lésions syphilitiques. Quoi qu'il en soit, elle s'est manifestée, ou du moins s'est annoncée par des symptômes non équivoques quatre semaines après l'accident primitif, et d.x jours avant la roséole papuleuse. Elle a été un peu aiguë dans sa marche et dans ses symptômes dès le début ; puis elle est entrée franchement en voie de résolution, après un mois environ de durée. Quant à sa nature syphilitique, je ne pense pas qu'el e puisse faire l'objet du moindre doute.

Obs. XI. — *Balano-posthite infectante.* — *Quatre semaines après, roséole et plaques muqueuses.* — *Six semaines après, tumeur syphilitique de la jambe gauche.*

E... (Henri), âgé de 21 ans, ébéniste, entré le 23 mars 1870, salle 8, n° 3. Bonne santé habituelle ; constitution lymphatique ; balanite chancreuse vers la fin de janvier 1870. Quatre semaines après l'apparition de l'accident primitif, roséole érythémato-papuleuse discrète, plaques muqueuses gutturales.

Le 19 mars (6ᵉ semaine du chancre), le malade fut pris, sans cause traumatique, de douleurs dans la jambe gauche, au niveau de la partie antérieure du tibia, vers sa partie moyenne. En même temps, tuméfaction progressive de la jambe qui double presque de volume, et impossibilité de marcher. Au bout de quatre ou cinq jours, ces accidents arrivèrent à leur summum d'intensité.

Lors de l'entrée du malade, la jambe était le siége, dans les parties sus-indiquées, d'un œdème dur, sans changement de couleur à la peau. Par une pression profonde, on percevait une tumeur diffuse, et cependant vaguement circonscrite, entre la face postérieure du tibia et les muscles gastro-cnémiens. Cette tumeur semblait occuper surtout le périoste et le tissu cellulaire. Le bord interne du tibia était épais et empâté.

Le 31 mars, le malade était encore dans l'impossibilité de marcher sans boiter, mais la tumeur avait diminué. Il prenait du proto-iodure et de l'iodure de potassium.

Il sortit le 5 avril, incomplétement guéri.

Comme on le voit, cette observation présente la plus grande analogie avec la précédente ; seulement, les symptômes inflammatoires ont été beaucoup plus aigus. Ils l'ont été tellement qu'on aurait pu croire, au début, à l'invasion d'un phlegmon diffus ; mais, au bout de quatre ou cinq jours, on a pu sentir au milieu de l'œdème la tumeur hyperplasique post-tibiale, qui n'a pas manifesté la moindre tendance à la suppuration. Quant à cet œdème dur, qui a succédé aux premières bouffées inflammatoires, il est très-commun de le voir accompagner les lésions syphilitiques, surtout celles de la première phase.

VI

Pour terminer l'exposé clinique des déterminations précoces de la syphilis sur le système osseux, il me reste à parler de deux cas où le maxillaire inférieur fut atteint, dans les premiers mois de l'infection, de péri-exostoses siégeant sur sa surface externe.

Obs. XII.—*Chancre infectant : cinq semaines d'incubation.— Un mois après le chancre, tumeur indolente adhérente au maxillaire inférieur. — Guérison. — Deux récidives. — Accidents secondaires légers.*

M. A. L..., terrassier, âgé de 40 ans, bien portant, d'une constitution vigoureuse, n'ayant jamais eu aucune maladie héréditaire ou acquise, ni aucune maladie vénérienne, contracta un chancre induré du prépuce, qui ne se manifesta que cinq semaines après le coït infectant, vers le milieu de septembre 1869. Adénopathie inguinale spécifique. Guérison au bout de trois semaines.

Un mois environ après le début du chancre, mal de gorge et tumeur sur la mâchoire inférieure du côté gauche, au-devant du muscle masséter. Cette tumeur était dure, adhérente à l'os, mais non à la peau, qui glissait au-dessus d'elle et ne présentait aucun changement de coloration, grosse comme un petit œuf de poule, non inflammatoire et peu sensible au toucher. Elle ne ressemblait nullement à une fluxion, et les dents à son niveau étaient très-saines. Elle dura quinze jours et se fondit sans suppuration. Je faisais prendre au malade de la liqueur de Van Swiéten.

Deux semaines après cette première guérison, réapparition de la même tumeur avec les mêmes caractères : indolence remarquable. (Sirop de bi-iodure.) Cette récidive ne dura que huit jours.

Le 28 janvier (5e mois à partir du début du chancre), en trois ou quatre jours, la tumeur se reforma au même endroit. Elle adhérait toujours à l'os, était dure, indolente et du même volume que précédemment. (Iodure de potassium.) Guérison au bout de huit jours.

La dernière fois que je vis ce malade, le 9 février 1870 (6e mois), il n'existait aucune trace de tumeur sur le maxillaire supérieur.

Ganglions péri-maxillaires indurés. Adénopathie inguinale et cervicale. Plaques muqueuses sur la langue et sur la lèvre inférieure.

Cette courte observation est intéressante à plus d'un titre. C'est un mois seulement après l'apparition d'un chancre dont l'incubation avait été de cinq semaines, que la tumeur de la mâchoire inférieure se déclare, en même temps que le mal de gorge spécifique. Cette tumeur siégeait évidemment dans le périoste de la surface externe du maxillaire auquel elle adhérait très-étroitement. Sa délimitation exacte, sa forme, l'absence d'une atmosphère œdémateuse périphérique, l'intégrité de la peau au-dessus d'elle, etc., voilà les principaux caractères qui la distinguent d'une fluxion. D'ailleurs, les dents à ce niveau étaient parfaitement saines et il n'existait pas d'odontalgie. En cet endroit du maxillaire, il n'y a pas de ganglion lymphatique ; et puis y en eût-il, que la tumeur produite par l'induration d'un de ces petits organes n'aurait jamais eu une immobilité aussi complète sur les parties sous-jacentes.

La facilité avec laquelle elle a disparu au bout de quinze jours me porte à croire qu'elle siégeait exclusivement dans le périoste.

Elle a présenté deux récidives : la première au bout de deux semaines, la seconde au bout de trois mois, et toujours avec les mêmes caractères et sans l'intervention d'aucune cause extérieure appréciable. Six mois après l'apparition du chancre, il n'en restait plus aucune trace, tandis que les autres manifestations de la syphilis, telles que adénopathie inguino-cervicale, plaques muqueuses labiales, persistaient encore.

En appréciant cette syphilis dans son ensemble, on voit qu'elle ne présentait pas une grande gravité. Mais supposez que cette péri-exostose, au lieu de se produire sur le maxillaire inférieur, eût poussé sur la dure-mère, à la base du crâne. Ne serait-il pas survenu, dès le premier mois, des troubles très-sérieux du côté des organes des sens et des principales fonctions du système nerveux ? Nul doute que certaines encéphalopathies du début de la syphilis, plus ou moins circonscrites, ne se rattachent à une pareille cause. La facilité avec laquelle ces tumeurs périostiques précoces fondent et se reproduisent explique bien les rémissions et les récidives qu'on observe fréquemment en pareil cas.

Voici encore un cas non douteux de tumeur périostique du maxillaire inférieur, que j'ai observé tout récemment.

Obs. XIII. — *Chancre infectant suivi d'accidents secondaires au bout d'un mois et demi. — 1re poussée : plaques muqueuses et syphilide papulo-vésiculeuse légère. Guérison en un mois. — 2e poussée au 3e mois du chancre : ulcération de la langue; céphalée; éruption de pustules d'ecthyma sur les membres; au 4e mois du chancre, périos-tose du maxillaire inférieur. Guérison très-rapide par l'iodure de potassium.*

M. X..., âgé de 21 ans, officier, vint me consulter, le 3 mars 1872, pour des ulcérations de la verge cicatrisées, et une adéno-pathie inguinale double. Après avoir vu la même femme les 4, 6, 10 et 18 janvier, il lui était survenu vers le 1er février quelques exco-riations qui furent prises par son médecin ordinaire pour de l'her-pès préputialis et traitées avec du vin aromatique. Vers le 15 février, engorgement considérable des aines, non inflammatoire. Les chan-cres s'indurèrent peu à peu; leur cicatrisation était à peu près com-plète le 26 février.

Quand je vis le malade, il ne pouvait pas y avoir de doute sur la nature de l'accident primitif, qui était évidemment syphilitique. (Traitement hydrargyrique.)

Dans la deuxième quinzaine de mars, plaques muqueuses à la verge. L'induration cicatrisée fond pour ainsi dire tout à coup, suppure pendant vingt-quatre heures, puis se cicatrise très-rapi-dement.

26 mars, croûtes dans le cuir chevelu. Le 1er avril (2e mois du chancre), plaques muqueuses à la gorge et apparition sur la peau de quelques papulo-vésicules disséminées sur le tronc et les membres.

En avril et mai, cette première poussée d'accidents syphilitiques légers qui n'avaient pas sensiblement troublé la santé générale, disparut sous l'action d'un traitement spécifique poussé avec vi-gueur. (Pilules de proto-iodure : le malade, en trois mois, prit 5 gr.40 de proto-iodure d'hydrargyre, et en outre 500 grammes de sirop de bi-iodure ioduré.) A la fin de mai, il ne lui restait plus rien de cette première poussée.

Dans la première semaine de juin (4e mois du chancre), petites ulcérations irrégulières sur la langue, à bords taillés à pic. Douleurs, névralgies ischio-fessières à droite, courbature, malaise général, saignements de nez fréquents, puis céphalée atroce pendant huit jours vers le 15 juin. Vers le 20, apparition sur les bras et les membres inférieurs de huit ou dix pustules d'ecthyma. Je lui fais reprendre du sirop de bi-iodure d'hydrargyre ioduré, et je prescris de panser les ulcérations de la peau avec des rondelles d'emplâtre de Vigo *cum mercurio.*

Le 28 juin (5e mois du chancre), le malade sent un peu de gêne dans la mâchoire inférieure, à droite ; et, en y portant la main, il découvre une petite tumeur dure, assez douloureuse à la pression, sur la face externe de la branche horizontale du maxillaire inférieur. En deux jours, cette tumeur augmente beaucoup. Quand je l'examinai le 30 juin, elle était grosse comme une noisette, nettement circonscrite, d'une dureté osseuse, sensible au toucher, située sur le bord et la face externe de la branche horizontale du maxillaire inférieur, à droite, à un travers de doigt des insertions du muscle masséter. Elle adhérait à l'os, et était immobile ; la peau de la joue, mobile à sa surface, ne présentait aucun changement de coloration, et il n'existait pas d'empâtement inflammatoire périphérique. Il s'agissait évidemment d'une tumeur syphilitique du périoste ou de l'os, survenue cinq mois après le début du chancre ; les dents étaient en bon état. Je prescrivis, outre le bi-iodure, *trois* grammes par jour d'iodure de potassium.

La santé de M. X... est habituellement très-bonne. Il n'existe dans ses antécédents rien qui soit de nature à expliquer la forme, la détermination et l'apparition prématurée de ce dernier accident syphilitique.

Sous l'influence du traitement la tumeur fondit avec une rapidité vraiment merveilleuse. Au bout de quarante-huit heures, la sensibilité au toucher et les douleurs dont elle était le siége disparurent et elle devint à peu près indolente. Puis elle diminua graduellement de volume, et ne fut plus appréciable à la vue le quatrième ou cinquième jour du traitement, et le sixième ou le septième on la sentait à peine sous la peau.

Quand je revis le malade, dix-sept jours après, on ne trouvait au niveau de cette périexostose qu'une légère bosselure et un peu d'épaississement du bord inférieur de l'os. La santé générale était excellente et toutes les pustules d'ecthyma, sauf une, étaient complétement cicatrisées (16 juillet 1872).

La périostose n'est survenue ici qu'au quatrième mois de la maladie. Je pense que personnne ne mettra en doute la nature syphilitique de cette tumeur, ni son siége dans le périoste. Les remarques dont j'ai fait suivre l'observation précédente trouvent ici leur application. Quant au traitement, j'avoue que son efficacité, sa rapidité d'action ont dépassé mes espérances. La tumeur était si dure, que je la croyais constituée, en partie du moins, par une hypérostose. Peut-être en était-il ainsi. Quoi qu'il en soit, sa résolution a marché si vite, qu'en six ou ou sept jours il n'en restait que des traces imperceptibles. Une pareille tumeur aurait pu tout aussi bien se produire dans l'intérieur du crâne et du canal rachidien. Voyez les désordres qu'elle aurait produits par compression, et combien ces désordres eussent été fugaces, si son processus eût été le même que dans le cas actuel !

VII

Description générale. — Après les faits que je viens de citer, la précocité des manifestations de la syphilis sur certaines parties du système osseux ne peut être mise en doute. Ainsi, dans l'observation VII, c'est le quinzième jour à partir de l'apparition du chancre que survient la périostose du tibia. En prenant pour point de départ le début du chancre infectant, nous trouvons, comme incubation de ces lésions osseuses, les chiffres suivants : obs. de Vidal (de Cassis), 25 jours ; obs. VIII, 30 jours ; obs. IX, 60 jours ; obs. X, 30 jours ; obs. XI, 45 jours ; obs. XII, 30 jours ; obs. XIII, 120 jours.

La plus courte incubation a donc été de 15 jours, et la plus longue de 120 jours.

En faisant des recherches dans les auteurs et dans les recueils scientifiques, j'ai trouvé quelques cas analogues à ceux qui me sont propres.

A la séance de la Société médico-chirurgicale de Paris, du 9 juillet 1868 (1), le docteur Guyot donna lecture d'une observa-

---

(1) *Union médicale,* 1869, t. II, p. 787.

tion intitulée : *Périostite syphilitique cinquante-six jours après le coït infectant*, dont voici le résumé :

Le 8 juillet 1868, M. X, âgé de 30 ans, contracte un chancre infectant accompagné d'adénopathie inguinale spécifique.

Vers le 18 août, apparition d'une roséole (traitement par le protoiodure).

Le 2 septembre, douleurs assez vives dans le pied droit.

Le 30 septembre, on sentait à travers la peau une tuméfaction considérable du premier métatarsien. Les mouvements imprimés au gros orteil étaient douloureux, et la pression du pied sur le sol impossible. (Iodure de potassium).

Le 8 octobre, diminution considérable dans le volume de l'os et dans l'intensité des douleurs, qui n'ont jamais augmenté la nuit.

Le 15, le malade, pour la première fois depuis six semaines, marche sans douleur.

Mon confrère et ami, le docteur Dubuc (1), dans sa remarquable thèse inaugurale sur les syphilides malignes, signale les complications nerveuses qui se produisent quelquefois en pareil cas à une époque très-rapprochée du début de la maladie, telles que sentiment de semi-paralysie, engourdissement dans un des membres, attaques épileptiformes répétées, coma, etc., etc.; et il explique les phénomènes de cet ordre par le développement prématuré d'exostoses intra-crâniennes et intra-rachidiennes. Mais il fait remarquer avec raison que cette apparition prématurée des exostoses n'appartient pas exclusivement à la syphilis maligne, et qu'il l'a constatée plusieurs fois dans des syphilis graves dont les premières manifestations n'étaient pas des syphilides ulcéreuses.

A l'appui de ce qu'il avance, M. Dubuc cite le fait suivant qu'il a observé à l'hôpital Saint-Louis, et dont je donne le résumé : Quatre mois après le début du chancre, exostoses bien manifestes des bords postérieurs des deux cubitus, accompagnées de douleurs spontanées très-fortes, dont la pression augmentait encore

---

(1) Dubuc, *Des syphilides malignes précoces*. Thèse, 1864, p. 33. Paris.

l'acuité. En même temps on trouvait : cicatrice du chancre induré ; pléiade bi-inguinale ; croûtes dans les cheveux ; adénopathie cervicale. Roséole discoïde du tronc, plaques syphilitiques des avant-bras, de la paume des mains, de la plante des pieds ; plaques muqueuses très-confluentes de la gorge, de la langue, des lèvres, des narines, de la muqueuse glando-préputiale, des bourses, du pourtour de l'anus ; décollement des ongles des mains.

Guérison rapide par un traitement mixte.

L'apparition précoce des affections syphilitiques des os et du périoste n'avait pas échappé à Swediaur (1). « Les os, dit-il, sont beaucoup plus rarement affectés de nos jours qu'autrefois par le virus syphilitique, si ce n'est dans les véroles confirmées ou très-négligées. J'ai vu cependant un malade qui, étant affecté d'un ulcère syphilitique au gland, fut attaqué le cinquième jour après, d'une tumeur considérable dans la partie inférieure du cubitus. »

« Quoiqu'il ne survienne jamais, dans le commencement de la maladie, dit Benjamin Bell (2), de véritables nodus vénériens, c'est-à-dire des tumeurs de nature osseuse qui prennent naissance de l'os même ; dans quelques cas cependant, le périoste et les tendons, ainsi que les gaînes des muscles, sont affectés de très-bonne heure ; je les ai même vus être affectés presque à l'instant que l'on a eu lieu de soupçonner que le virus avait pénétré dans le système ; néanmoins, on trouve toujours quelque cause évidente qui a déterminé cette variété dans le cours de la maladie et obligé le virus de se fixer sur ces parties de préférence à celles qu'il a coutume d'attaquer les premières. »

Je ne puis partager la manière de voir de Benjamin Bell, sur la nécessité d'une cause provocatrice pour déterminer l'action syphilitique à s'établir prématurément dans un point quelconque du système osseux. J'ai toujours interrogé avec soin mes malades à cet égard, et je n'ai jamais découvert aucune circon-

---

(1) Swediaur, *Traité complet des maladies vénériennes et syphilitiques*, t. II, p. 100, 7ᵉ édition.

(2) Benjamen Bell, *Traité de la gonorrhée virulente et de la maladie vénérienne*. Traduction de Bosquillon (tome II, p. 179).

— 55 —

stance étiologique étrangère à la syphilis, dont on pût invoquer
l'influence. Et quoique j'aie eu très-souvent l'occasion d'observer combien les causes habituelles d'irritation peuvent aggra-
ver et multiplier les lésions, syphilitiques de la peau ou des muqueuses (1), je ne crois pas qu'elles aillent cependant jusqu'à
perturber profondément l'ordre et la succession des accidents, ni
à modifier le mode syphilitique propre à chaque individu. Ainsi, je
ne crois pas qu'avec des irritants mécaniques, physiques, chimi-
ques, physiologiques, etc., il fût permis de produire à volonté
une syphilide ulcéreuse, par exemple, chez un malade qui a une
syphilis légère et résolutive ; de faire pousser des tubercules,
des gommes, des exostoses chez un sujet qui n'y est pas pré-
disposé par sa constitution ou mieux par 'la nouvelle idiosyncrasie morbide que lui crée le virus, idiosyncrasie variable à

(1) En voici un exemple, que j'ai observé tout récemment dans
mon service. Le malade avait une roséole papuleuse confluente sur
tout le corps. Avant l'apparition de cette roséole, on lui avait appli-
qué, pour une pleurésie, un large vésicatoire volant sur le côté
gauche de la poitrine. Eh bien, quoique ce vésicatoire fût sec depuis quelques jours, toute sa surface était recouverte de papules
pressées les unes contre les autres, et trois ou quatre fois plus confluentes que sur toute autre partie du corps.

Au surplus, je suis loin de nier l'efficacité d'une cause occasion-
nelle pour la production d'une lésion osseuse ; je me borne à en
contester l'absolue nécessité. Je trouve dans le mémoire de M. Cullerier, sur l'évolution de la syphilis, un fait qui prouve combien est
puissante l'intervention du traumatisme dans la production des péri-
exostoses syphilitiques. C'est en même temps une preuve de la
précocité de ces manifestations qualifiées à tort de tertiaires en pareil
cas. La malade, âgée de 17 ans, était entrée à l'hôpital pour se faire
traiter d'un écoulement avec érosion du col, de chancres à la vulve
et d'un condylome ulcéré à l'anus. A la suite d'un coup violent sur
la tête, il lui survint une périostose ou une exostose du pariétal,
qu'on fut obligé de combattre par le protoiodure de fer.

J'ai dit plus haut que M. Cullerier ne croit pas à la possibilité d'un
accident tertiaire avant un accident secondaire. Le fait de cette
jeune fille, malgré la précocité de la lésion osseuse, ne lui paraît pas
faire exception à la règle qu'il a posée. Le condylome était ici un
symptôme secondaire ; et alors, dit-il, l'exostose n'a plus rien d'extra-
ordinaire, et bien qu'elle apparaisse pendant la durée, des symptômes primitifs, elle n'en est pas leur conséquence directe. J'ai
prouvé, par des faits, que des accidents dits tertiaires peuvent succéder
immédiatement, et sans l'interposition des accidents secondaires, à
l'accident primitif.

l'infini et qui explique les formes extraordinairement changeantes par lesquelles s'exprime, suivant les individus, les temps, les lieux, les climats, les âges, etc., etc., la même unité pathologique.

Les âges ! Eh bien, au point de vue qui nous occupe, quelle est leur influence? Chez les enfants nouveau-nés et dans la syphilis héréditaire, il est rare de voir les manifestations syphilitiques débuter par le système osseux. C'est un fait admis par presque tous les observateurs, et j'en ai parlé au chapitre des périostites péricrâniennes.

Dans une communication sur la syphilis infantile, faite en 1869 à la Société médicale du 9e arrondissement, M. Archambault constate que quelquefois les symptômes syphilitiques sont singuliers, et que leur ordre est interverti. « Chez un enfant, dit-il, j'ai observé une hypertrophie des dernières phalanges des doigts, analogue au spina ventosa facial. Ce symptôme, unique chez cet enfant, fut traité comme scrofuleux, sans résultat. Au bout de quelque temps, des plaques muqueuses survinrent à l'anus, à la bouche, et je donnai alors des préparations mercurielles ; les accidents secondaires guérirent, ainsi que l'affection osseuse. Il semble, en ce cas, qu'une manifestation tertiaire ait débuté par une sorte d'interversion de la maladie. La mère avait eu la syphilis quatre ans auparavant ; elle avait des exostoses sur le tibia, qui avaient été douloureuses pendant sa grossesse. Elle avait probablement communiqué la syphilis tertiaire. »

D'après M. Daga (1), qui a fait un très-intéressant mémoire sur la syphilis si grave des Arabes, il n'est pas rare de voir le même sujet affecté de syphilides, de gommes et d'exostoses multiples. Les accidents tertiaires eux-mêmes se produisent d'emblée dans les cas de syphilis héréditaire.

« Je ne puis m'expliquer autrement, dit-il, l'existence d'exostoses signalées chez de jeunes enfants qui ne présentaient aucune trace de lésions à la peau, et qui, au dire des parents, n'avaient jamais offert d'autres accidents ; ou bien encore la

(1) Daga, *Documents pour servir à l'histoire de la syphilis chez les Arabes.* (*Archives de médecine*, 1864, t. II, p. 314.)

présence de la vérole chez des adolescents qui ne s'étaient pas exposés à la contagion.... »

Le docteur Suchanek (1), dans un mémoire sur la syphilis des os, d'après les observations recueillies à la clinique du professeur Waller (de Prague), dit que, sur quatre cas de syphilis héréditaire, se trouvait un enfant de six ans, qui fut affecté de syphilis des os, sans autre forme préexistante ; sa mère portait des tubercules cutanés et elle avait contracté la maladie en allaitant un enfant étranger (2).

VIII

Les déterminations syphilitiques sur le système osseux, dans les conditions que je viens d'indiquer, c'est-à-dire apparaissant deux, trois ou quatre mois après le début du chancre, sont loin d'être communes, puisque, en trois ans, je n'en ai observé que quelques cas sur les milliers de syphilis que j'ai soignées. Aussi, suis-je étonné de trouver dans le mémoire du docteur Suchanek, que la syphilis des os s'est montrée à Prague 7 fois sur 100 dans le cours même de la marche des ulcères primitifs, et 93 fois sur 100 après leur guérison !

Évidemment, cette statistique ne peut pas s'appliquer à la syphilis telle qu'on l'observe à Paris. Les lésions osseuses, soit anciennes, soit récentes, ne s'y présentent pas avec cette effrayante

---

(1) *Vierteljahrschrift fur die praktische Heilkunde*, 1854.

(2) Dans les lésions du périoste et des os que produit la syphilis héréditaire, il faut distinguer celles qui sont indirectes, c'est-à-dire qui ont succédé à des gommes suppurées et à des ulcérations, de celles qui sont primitives et directes, ou qui ont attaqué d'emblée le tissu périosto-osseux.

Aux cas de ces lésions directes que j'ai cités, on peut ajouter les suivants :

Baërensprung : *Vaste nécrose des os du crâne* (Die hereditare syphilis. Berlin, 1864).

Desmarres : *Abcès du crâne avec élimination de parties osseuses* (*Traité pratique des maladies des yeux.* 2e édition, t. I, p. 626).

Fournier : *Hypérostoses développées sur les os de l'avant-bras.* (*Union médicale,* 1865, p. 540).

proportion. Si, sur 100 vérolés, 93 étaient atteints de périostoses ou d'exostoses, les hôpitaux n'y suffiraient pas.

Les données que nous possédons relativement à l'influence que les conditions géographiques et ethnographiques exercent sur l'apparition plus ou moins précoce de tel ou tel ordre de manifestations syphilitiques, sont trop peu nombreuses, trop incertaines pour qu'on en puisse tirer des conclusions rigoureuses. Je renvoie au travail de M. Daga, que j'ai cité plus haut.

D'après les recherches de M. Ma tegazza, la syphilis évoluerait avec une grande rapidité dans l'Amérique du Sud, et se manifesterait dès le début, non-seulement par des lésions superficielles cutanées et muqueuses, mais par des lésions osseuses et même la destruction des os du nez, presque immédiatement après l'apparition du chancre et toujours avant sa cicatrisation.

En somme, quand on s'en tient à ce qui se passe dans notre climat, et spécialement à Paris, on voit que les lésions osseuses précoces, dans la limite de temps que je leur ai fixées d'après mes observations, c'est-à-dire entre quinze jours et quatre mois à partir du début du chancre, se montrent assez rarement.

Un jeune médecin, qui avait suivi pendant plusieurs mois la clinique du professeur Sigmund (de Vienne), me disait que cet éminent syphiliographe regardait comme un phénomène assez ordinaire la coïncidence des accidents dits secondaires et des affections osseuses du tibia. A supposer que cette manière de vo'r soit authentique, je ne saïs pas quelles conclusions M. Sigmund a tirées de ce fait ni quelle interprétation il en a donnée. J'ignore s'il a publié un travail sur cette question. Je ne l'ai point trouvé mentionné dans les recueils que j'ai consultés.

J'ai fait remarquer plusieurs fois que le processus de ces lésions périosto-osseuses était toujours résolutif; elle n'ont jamais suppuré ni subi la régression nécrobiotique dans les observations qui me sont propres, ni dans celles qui se rapprochent des miennes par la date de la détermination morbide. Si donc on les considère en elles-mêmes, c'est-à-dire dans leurs symptômes, leur marche, leur durée, etc., on doit conclure qu'elles n'ont pas une grave signification pronostique. Dans un cas cependant, elles ont montré un grande tend nce à récidiver et ont été réfractaires au traitement par l'iodure de potassium ; mais, en général, elles cèdent très-vite quand on administre ce sel même à petites doses. Je dirai même d'elles ce que j'ai dit des périostites péricrâniennes, c'est qu'elles ont une tendance spontanée à la guérison, comme, du reste, un grand nombre des premières manifestations de la syphilis.

Le mode inflammatoire aigu, douloureux, n'a pas prédominé dans leurs symptômes. Aussi ai-je mieux aimé appeler ces tumeurs *périostoses* que *périostites*. Cette sorte d'indolence est peut-être plus apparente que réelle ; leur allure, en effet, comme durée, a toujours été assez vive.

Quant à leur siége, c'est évidemment le périoste. Mais l'os sous-jacent ne prend-il aucune part à leur développement ; et s'il y prend part, dans quelle mesure le fait-il ? Telles sont les questions qui se présentent naturellement à l'esprit quand on se trouve en face de ces sortes de tumeurs; questions très-difficiles à résoudre dans la plupart des cas. Sur quels signes se fonderait on pour y répondre : la consistance, la dureté osseuse ? Mais on a vu que la petite tumeur du maxillaire (obs. XIII) qui présentait ce caractère, s'est fondue avec une rapidité qui exclut, ce me semble toute idée d'exostose. Ces sortes de tumeurs sont peut-être mixtes, mais je crois que l'hyperplasie du périoste en constitue l'élément principal. Elles appartiennent donc à cette catégorie d'exostoses que les anciens syphiliographes appelaient *fausses* ou *bâtardes*, par opposition aux exostoses *vraies* ou *légitimes*. Les premières, d'après eux, étaient un peu molles, cédaient quelquefois à la pression du doigt, et causaient des douleurs vives et lancinantes ; elles provenaient uniquement de la tuméfaction du périoste. Les secondes étaient absolument dures, rémittentes et ne causaient que peu de douleurs, etc. Au surplus, ce diagnostic n'est pas d'une grande importance.

Si on considère que ces périostoses précoces peuvent se développer sur tous les points du squelette ; qu'après avoir été guéries, elles ont une certaine tendance à récidiver ; qu'elles résistent quelquefois à un traitement mixte bien dirigé et suivi avec persévérance ; que, par leur siége et en comprimant des organes tels que le cerveau, par exemple, elles peuvent compromettre

plus ou moins gravement des fonctions de premier ordre, etc., etc.;
si on tient compte de toutes ces circonstances, on est forcé de
leur trouver une signification grave au point de vue du pronostic
de la syphilis qui les produit.

Les indications thérapeutiques procèdent de l'état local et de
la cause générale qui tient sous sa dépendance toutes les manifestations. Il faut, en outre, se préoccuper de quelques circonstances accessoires. Le traitement mixte est celui qui réussit le
mieux ; mais il faut que l'iodure de potassium soit donné à des
doses relativement beaucoup plus fortes que l'hydrargyre. Le
mode symptomatique de la tumeur décidera de l'opportunité de
telle ou telle médication locale, etc., etc.

CONCLUSIONS

J'en ai fini avec les affections syphilitiques précoces du système osseux, et je puis maintenant tirer du travail qui précède les conclusions suivantes :

I

1° Les périostites épicrâniennes constituent une des premières manifestations de la syphilis. Elles surviennent quelquefois peu de jours après le chancre infectant, et même avant l'apparition des accidents dits secondaires.

2° Elles paraissent siéger exclusivement dans le périoste du crâne, et, s'il existe une lésion hypérémique ou inflammatoire du tissu osseux, elle est pour ainsi dire accessoire et reste subordonnée à la périostite.

3° Les périostites épicrâniennes procèdent d'un vrai travail inflammatoire, d'un processus irritatif ou actif, ainsi que l'indiquent l'acuité de leurs symptômes et l'allure rapide de leur marche.

4° Chez l'adulte, dans la syphilis acquise, ces sortes de tumeurs du périoste crânien ont une tendance décidée à la résolution soit spontanée, soit provoquée par un traitement approprié. Elles disparaissent assez vite, sans laisser de traces.

5° Chez les enfants, dans la syphilis héréditaire, le processus des tumeurs péricrâniennes ne prend pas ou quitte vite le mode irritatif et résolutif pour le mode nécrobiotique et suppuratif.

6° Les périostites péricrâniennes sont le siége de douleurs fixes et le point de départ de douleurs irradiantes à forme névralgique.

7° Elles sont discrètes ou confluentes et occupent principalement la moitié antérieure du crâne. Leur durée varie entre quatre et six semaines quand elles sont abandonnées à elles-mêmes. Un traitement approprié peut les faire disparaître plus tôt.

II

8° Il peut se produire, au début de la syphilis, des périostites sur les côtes, les cartilages costaux et le sternum.

9° Comme les périostites péricrâniennes, ces périostites sterno-chondro-costales sont inflammatoires et résolutives, et elles deviennent le siége de douleurs fixes et le point de départ d'irradiations névralgiques.

10° C'est comme foyer de douleur qu'elles jouent un rôle considérable dans la dyspnée des premières phases de la syphilis. Cette sorte d'asthme syphilitique a, du reste, beaucoup d'autres causes.

III

11° Des périostoses et des exostoses peuvent se développer sur d'autres points du système osseux, dès les premiers jours de l'infection constitutionnelle.

12° En prenant pour point de départ de l'incubation de ces lésions osseuses le début des chancres infectants, on trouve que l'incubation la plus courte a été de 15 jours et la plus longue de 120 jours.

13° Ces périostoses peuvent se montrer plusieurs jours avant l'apparition des accidents cutanés et muqueux dits secondaires: elles surviennent spontanément et sans l'intervention d'une cause provocatrice.

14° Elles paraissent procéder d'un mode syphilitique dans lequel le rôle du virus est moins actif que celui de l'individu.

15° Les périostoses du tibia sont de beaucoup les plus fréquentes.

16° Ces lésions osseuses précoces sont plus communes et plus graves dans la syphilis héréditaire que dans la syphilis acquise, chez les Arabes d'Afrique et les habitants de l'Amérique du Sud que dans nos climats.

17° Les périostoses précoces, dans la syphilis acquise, sont presque toujours résolutives et s'expriment par un mode inflammatoire plus ou moins accusé. Le processus des périostoses des membres est en général moins irritatif que celui des périostoses péricrâniennes.

18° Elles peuvent guérir spontanément ; mais elles disparaissent beaucoup plus vite sous l'influence d'un traitement mixte hydrargyrique et ioduré, et d'un traitement local antiphlogistique.

19° Elles aggravent le pronostic de la syphilis, bien qu'elles coïncident la plupart du temps avec des manifestations légères du côté des autres organes, et qu'elles n'impliquent aucune malignité dans les processus locaux ni dans les tendances générales de la maladie constitutionnelle.

PARIS. — TYPOGRAPHIE A. POUGIN, QUAI VOLTAIRE 13, — 3816.

OUVRAGES DU MÊME AUTEUR

Essai sur les maladies du cœur : De la mort subite dans l'insuffisance des valvules sigmoïdes de l'aorte ; 1861. Leclerc, libraire-éditeur, Place de l'École-de-Médecine.

Étude sur les névralgies réflexes symptomatiques de l'orchi-épididymite blennorrhagique ; 1870. Savy, libraire-éditeur, 24, rue Hautefeuille.

Leçons de Ch. West sur les maladies des femmes, traduites de l'anglais et considérablement annotées par CHARLES MAURIAC, médecin de l'hôpital du Midi, 1870. Savy, libraire-éditeur, 24, rue Hautefeuille.

Recherches cliniques et expérimentales sur l'emploi du chloral dans les algies de nature vénérienne. *Gazette des Hôpitaux,* 1870-1871.

Mémoire sur le paraphimosis, 1872. Adrien Delahaye, libraire-éditeur, place de l'École-de-Médecine.

PARIS. — TYPOGRAPHIE A. POUGIN, QUAI VOLTAIRE, 13. — 3816.

www.ingramcontent.com/pod-product-compliance
Ingram Content Group UK Ltd.
Pitfield, Milton Keynes, MK11 3LW, UK
UKHW020032100726
13658UKWH00003B/1262